Jonathan und Andi Goldman

Heilsames Summen

Klangmassage für Körper und Seele

Aus dem Englischen von Theresia Übelhör

Haben Sie Fragen an den Verlag?
Anregungen zum Buch?
Erfahrungen, die Sie mit anderen teilen möchten?

Besuchen Sie unsere sozialen Netzwerke:
www.mankau-verlag.de/forum

mankau

Bibliografische Information der Deutschen Nationalbibliothek
Die Deutsche Nationalbibliothek verzeichnet diese Publikation in der Deutschen Nationalbibliografie; detaillierte bibliografische Daten sind im Internet über http://dnb.d-nb.de abrufbar.

Jonathan und Andi Goldman
Heilsames Summen
Klangmassage für Körper und Seele
ISBN 978-3-86374-478-6
4. Auflage 2025 (1 2 3 · 2018 2019 2022)

Mankau Verlag GmbH
Pfarrgasse 1, D-82497 Unterammergau
kontakt@mankau-verlag.de
Im Netz: www.mankau-verlag.de
Soziale Netzwerke: www.mankau-verlag.de/forum

Übersetzung: Theresia Übelhör, Heidelberg
Lektorat: Redaktionsbüro Julia Feldbaum, Augsburg
Endkorrektorat: Susanne Langer-Joffroy M. A., Germering
Umschlag: Manuela Hutschenreiter, X-Design, München
Gestaltung Innenteil: Mankau Verlag GmbH

Illustrationen: Can Stock Photo / Liubou (2/3, 10, 16, 24/25, 44/45, 66/67, 78/79, 94/95, 112/113, 134/135, 152/153, 170, 178/179); Inner Traditions International (49, 50, 71, 72, 74–76, 104–110, 125–129, 146, 148–150, 156, 203, Kolumnentitel)

Energ. Beratung: Gerhard Albustin, Raum & Form, Winhöring

Dieses Werk wurde vermittelt durch die
Literarische Agentur Thomas Schlück GmbH, Hannover.

Druck: Druckerei C. H. Beck, Nördlingen

Wichtiger Hinweis des Verlags:
Die Autoren haben bei der Erstellung dieses Buches Informationen und Ratschläge mit Sorgfalt recherchiert und geprüft, dennoch erfolgen alle Angaben ohne Gewähr; Verlag und Autoren können keinerlei Haftung für etwaige Schäden oder Nachteile übernehmen, die sich aus der praktischen Umsetzung der in diesem Buch dargestellten Inhalte ergeben. Bitte respektieren Sie die Grenzen der Selbstbehandlung, und suchen Sie bei Erkrankungen einen erfahrenen Arzt oder Heilpraktiker auf.

Wir haben uns dieses Buch gegenseitig gewidmet!

Es ist das Ergebnis großer Zuneigung, von Respekt und Freude, und wir hätten es ohne den anderen nicht schreiben können. Mit großer Dankbarkeit und Wertschätzung würdigen wir die außergewöhnliche Beziehung, die uns geschenkt wurde und die das Erscheinen dieses Buches möglich gemacht hat.

Inhalt

Teil II: Übung macht den Meister

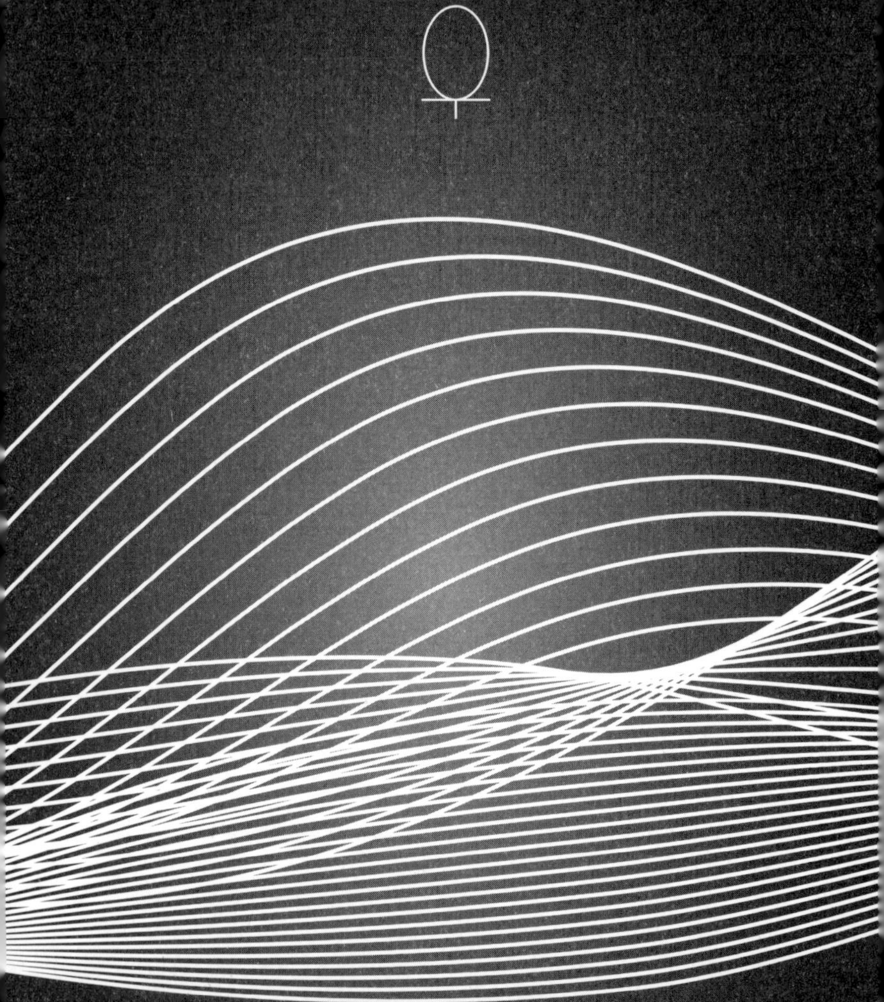

Vorwort von Dr. John Beaulieu

Das Summen ist eine instinktive Klangheilung, die bereits in der Kindheit beginnt. Es handelt sich um eine Form von Tonisierung (der Artikulation gedehnter Vokale) und Musizieren, die das innere Gleichgewicht wiederherstellt. Jeder auf der Welt summt, unabhängig von Kultur oder Glaubenszugehörigkeit. Wir fragen uns genauso wenig, warum wir summen, wie wir uns fragen, warum wir atmen. Wir tun es einfach. Doch wie wir sehen werden, beginnt die Wissenschaft, Versäumtes nachzuholen und Beweise dafür vorzulegen, dass das Summen unsere Gesundheit und unser Wohlbefinden fördert.

Ich kann mich nicht erinnern, irgendwann nicht gesummt zu haben. In meiner frühen Kindheit habe ich gesummt, während ich Klavier gespielt habe. Ich habe mir den ganzen Tag über stimmliche Varianten ausgedacht. Als ich älter wurde, begann ich Klavierdarbietungen zu geben. Ich war schockiert, als ich zum ersten Mal eine Aufnahme meines Klavierspiels hörte und feststellte, dass ich zur Musik gesummt hatte – und zwar so laut, dass das Publikum es hören konnte. Ich hatte gar nicht gewusst, dass ich gesummt hatte.

Im Laufe der Zeit wurde mir klar, dass das Summen ein integraler Bestandteil der Art und Weise war, wie ich Musikkompositionen lernte und mir einprägte. Wenn mir kein Klavier zur Verfügung stand, übte ich gewöhnlich an einer faltbaren Kartontastatur, die natürlich keinen Klang erzeugte; ich summte die Noten, während meine Finger über die Tasten huschten. Als ich an der Universität von Indiana Klavier studierte, belegte ich einen Meisterkurs beim Konzertpianisten Vladimir Ashkenazy. Wir saßen im Aufenthaltsraum an einem Tisch und warteten darauf, dass der Unterrichtsraum frei würde. Ashkenazy wollte keine Zeit verschwenden, deshalb forderte er mich auf, den 1. Satz von Beethovens „Sturm"-Sonate auf dem Tisch zu spielen. Er summte, während er beobachtete, wie ich die Sonate auf der Tischplatte zum Besten gab.

Dann sagte er Dinge wie „hier ein bisschen mehr Gefühl" und ließ mich die Passage wiederholen, und wir summten dazu mit mehr Gefühl. So ging das mehr als eine halbe Stunde lang, und in dieser Zeit begannen sich Leute um den Tisch zu scharen, um dem Meisterkurs zu lauschen. Als die Stunde vorüber war, klatschten alle Zuhörer Beifall. Ich erzählte Vladimir, dass ich auf der Bühne gesummt hatte und jetzt versuchte, es bei Konzerten zu unterlassen. Er sah mich lange schweigend an. Dann summte er ein langes „Hmmmmmmmmm". Schließlich standen wir auf und gingen nach Hause. Am folgenden Abend ergatterte ich für sein Klavierkonzert einen Platz in der ersten Reihe. Ich konnte hören, wie er summte, während er spielte.

Mehr als 40 Jahre lang habe ich Studenten beigebracht, zur Beruhigung ihres Nervensystems eine Stimmgabel zu nutzen. Und ich habe ihnen immer geraten, zur Stimmgabel zu summen. Ich sagte ihnen, dass das Summen ebenso wichtig sei wie die Stimmgabel selbst. Das Summen verstärke in Resonanz mit der Stimmgabel die ausgleichende Wirkung.

Summen ist ein akustischer Anker zur Herstellung eines Gleichgewichts. Und im Grunde brauchen Sie nicht einmal eine Stimmgabel. Sie können so tun, als befänden Sie sich, wenn Sie einfach summen, im Einklang mit der Stimmgabel.

Jetzt zum wissenschaftlichen Teil. Anfang des Jahres 2001 arbeitete ich bei Cell Dynamics mit Forschern der State University von New York zusammen. Im Zentrum unserer Arbeit stand eine chemische Verbindung namens Stickoxid (NO), ein Nervenbotenstoff, der für unsere Gesundheit und unser Wohlbefinden unverzichtbar ist. Stickoxid wird als Gas in 60-Minuten-Zyklen von Endothel-, Nerven- und Immunzellen ausgeschüttet. Eine Beeinträchtigung der Stickoxidausschüttung führt zu zahlreichen Krankheiten, wie zum Beispiel zu Herzerkrankungen, Motoneuronenerkrankungen, Amyotropher Lateralsklerose (ALS), Depressionen, Morbus Parkinson, Autoimmunerkrankungen, Alzheimer, Verdauungsstörungen und sexueller Dysfunktion.

Im Laufe unserer Forschungen fanden wir heraus, dass der Klang, der von Stimmgabeln von BioSonic erzeugt wird, die Stickoxidausschüttung im Körper ankurbelt. Sofort veröffentlichten wir über dieses Thema einen Artikel im *Medical Science Monitor*[1]. Schon bald darauf bekam ich wissenschaftliche Veröffentlichungen über das Summen und die Stickoxidausschüttung zu Gesicht, in denen festgestellt wurde, dass die nasalen Stickoxidwerte beim Summen im Vergleich zur stummen Ausatmung stark ansteigen.[2]

Mit einem Mal ergaben all die Jahre, die ich damit verbracht hatte, Musikstücke zu summen und meine Studenten anzuweisen, mit Stimmgabeln zu summen, auf einer ganz anderen Ebene Sinn.

Jetzt haben Jonathan und Andi Goldman dem Thema Summen ein ganzes Buch gewidmet, das viele wichtige Informationen und Übungen enthält. Jeder, der summt – mit anderen Worten, jeder von uns –, sollte dieses Buch lesen und sich freuen, dass er immer besser summen kann.

Edgar Cayce war ein großartiger Psychologe, der als der „schlafende Prophet" bekannt war. Einmal sagte er bei einem psychologischen Vortrag: „Bemühen Sie sich, durch Üben und Anwendung von selbst erzeugter Musik mehr Harmonie in Ihr Leben zu bringen. Und sei es auch nur auf einem Kamm – MACHEN SIE MUSIK!"

Mit unserem heutigen Wissen über Klangheilung, Stickoxid und das Summen würde ich Cayces Aussage folgendermaßen abändern: „Bemühen Sie sich, durch Üben und Anwendung von selbst erzeugter Musik, mehr Harmonie in Ihr Leben zu bringen. Auch wenn Sie nur summen – MACHEN SIE KLÄNGE UND MUSIK!"

Dr. John Beaulieu, Stone Ridge, New York
(Heilen mit Musik und Klang)

Dr. John Beaulieu ist einer der berühmtesten Philosophen und Innovatoren auf dem Gebiet der Klangheilungstherapien. Als weltbekannter Vortragsreisender, Komponist und Arzt der Naturheilkunde hat Dr. Beaulieu eine bahnbrechende Technik mit dem Namen BioSonic Repatterning entwickelt, eine natürliche Methode zur Heilung und Bewusstseinsentwicklung mithilfe von Stimmgabeln und anderen Klangkörpern, die auf den in der Natur vorgegebenen Klangverhältnissen basieren. Er ist Autor von *Heilen mit Musik und Klang* und von *Human Tuning: Sound Healing with Tuning forks*. Er hält weltweit Vorträge und bietet Übungsseminare für Ärzte der Naturheilkunde an.
Seine Website finden Sie unter: www.biosonics.com.

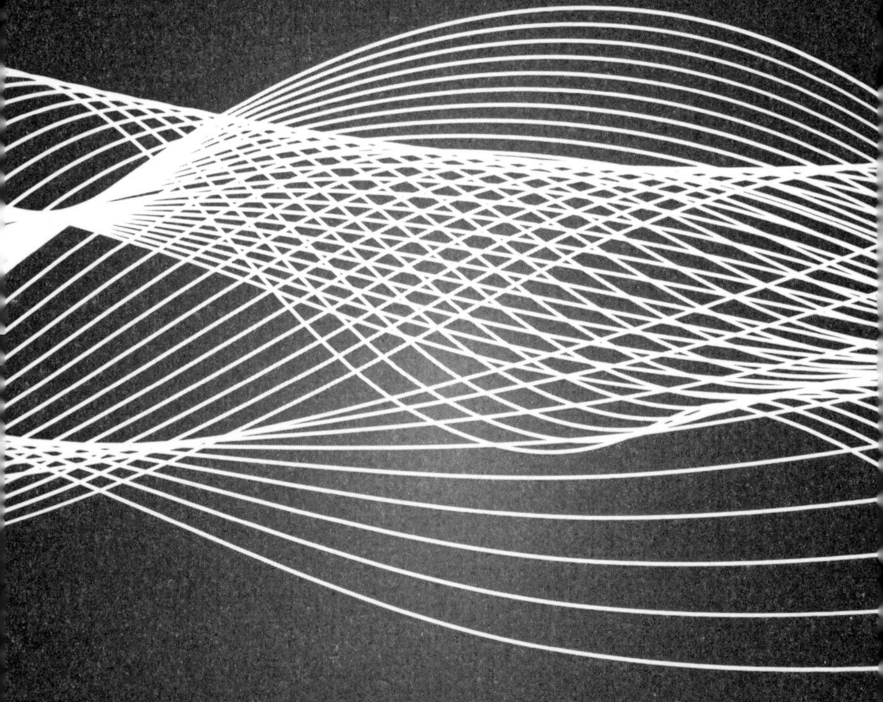

Einleitung

Willkommen in diesem Buch! Es hat Sie zweifelsohne eine gewisse Überwindung gekostet, nach einem Werk über das Summen zu greifen. Soweit wir wissen, ist dies das erste Buch, das diesem Thema gewidmet ist – und das ist der Grund, weshalb wir es geschrieben haben. Das Summen könnte eine der wirkungsvollsten natürlichen Fähigkeiten sein, die wir besitzen, doch den meisten von uns ist das überhaupt nicht bewusst. Wir hoffen, dies hiermit zu ändern.

In diesem Buch geht es um das bewusste Summen, das heißt, mit einer bestimmten Absicht oder Erwartung zu summen, anstatt einfach vor sich hin zu summen, ohne uns dessen bewusst zu sein. Sie werden bei der Lektüre dieses Buches, wenn Sie Ihre Aufmerksamkeit dem bewussten Praktizieren des Summens widmen, feststellen, dass es ein außergewöhnliches Instrument zur Heilung und Veränderung darstellt.

Das Summen ist ganz einfach und hat sehr nützliche Auswirkungen, es senkt nicht nur den Blutdruck und die Herzschlagfrequenz, sondern stimuliert auch die Ausschüttung lebenswichtiger Hormone, wie zum Beispiel Melatonin, und Stickoxid. Diese positiven Ergebnisse sind wissenschaftlich nachgewiesen, und sie fördern nicht nur Ihre Gesundheit, sondern auch Glück und ein allgemeines Gefühl des Wohlbefindens.

Wir nutzen schon sehr lange Klänge als therapeutisches und transformierendes Werkzeug – gemeinsam haben wir mehr als ein halbes Jahrhundert der Erforschung, dem Testen und der Vermittlung der heilsamen Kraft der Klänge gewidmet.

Jonathan ist auf dem Gebiet der Klangheilung ein führender Pionier und ein Experte im Bereich der Obertöne. Darüber hinaus ist er preisgekrönter Komponist von Musikstücken zur Heilung und Meditation.

Andi ist ganzheitliche Psychotherapeutin. Sie hat sich auf die Klangheilung spezialisiert und arbeitet mit Jonathan seit zwanzig Jahren auf dem Gebiet der Klangheilung zusammen. Trotz dieser jahrelangen Erfahrungen sind wir bei den Recherchen und der Abfassung dieses Buches auf erstaunliche Informationen über den schlichten Akt des Summens gestoßen. Wir sind überzeugt, dass auch Sie von der Wirkung des Summens überrascht sein werden.

Die Ausgangsidee für ein Buch über das Summen war, dem Massenpublikum die heilende Wirkung der eigenen, selbst erzeugten Klänge klarzumachen. Unserer Erfahrung nach neigen die meisten Menschen, wenn sie das Wort Klangheilung hören, dazu, einen glasigen Blick zu bekommen. Sie wissen nicht, worum es geht, sind der Meinung, es klinge esoterisch, und haben deshalb kein Interesse, mehr darüber zu erfahren. Viele Menschen gehen sofort davon aus, dass sie eine gewisse Musikalität besitzen, entweder ein Instrument spielen oder singen können müssten, um die Klangheilung praktizieren zu können. Doch das Summen erfordert keine besonderen Fähigkeiten – jeder kann summen, und jeder kann von den außergewöhnlichen Vorzügen profitieren, die das Ergebnis der selbst erzeugten Klänge sein können. Das soll jedoch nicht heißen, dass das Summen nicht musikalisch sein kann, aber es ist nicht notwendigerweise musikalisch. Summen ist einfach Klang – Schwingungen, die wir alle für die Heilung und Transformation nutzen können.

Unser Buch soll in erster Linie dazu dienen, die Leser über die dem Summen innewohnende Kraft zu informieren und ihnen Erlebnisse mit ihren eigenen selbst erzeugten Klängen zu ermöglichen. Selbst wenn Sie so viele Jahre auf dem Gebiet der Klangheilung gearbeitet haben wie wir, haben Sie sich vielleicht auf Vokallaute, Mantras, Stimmgabeln, Kristallschalen oder spezielle Instrumente konzentriert, die bestimmte heilende Frequenzen erzeugen. Doch die Wahrscheinlichkeit ist hoch, dass Ihnen das einfache Summen weitgehend entgangen ist.

Wir garantieren Ihnen, dass Ihnen die Informationen und Übungen in diesem Buch die Möglichkeit bieten, die Welt des Summens auf eine Weise zu erleben, wie Sie es sich zuvor nie hätten vorstellen können.

Teil I des Buches, „Grundlagen" (ab Seite 25), konzentriert sich auf Klänge im Allgemeinen und die Komponenten von selbst erzeugten Klängen, die notwendig sind, damit Sie das bewusste Summen in Ihr Leben integrieren können. Wir werden uns speziell mit der Physik der Klänge als Energie befassen und der Frage nachgehen, weshalb sie heilen können. Wenn Sie die Grundprinzipien der Klangheilung kennenlernen, werden Sie verstehen, weshalb Klänge in Wahrheit die grundlegende Schöpfungsenergie des Universums sein können.

Zunächst ergründen wir die natürliche Kraft Ihrer eigenen Stimme und machen Sie dann mit den physiologischen Vorzügen von selbst erzeugten Klängen vertraut – mithilfe von Daten, die das Ergebnis von verschiedenen überprüften und wissenschaftlich bestätigten Forschungsstudien sind. Sie werden dieses Material gewiss sehr faszinierend finden. Es ist tatsächlich so spannend, dass Sie ihm vielleicht ein wenig skeptisch gegenüberstehen werden. Aber wir versichern Ihnen, es ist absolut realistisch und wirklich verblüffend.

Dann werden wir auf die Bedeutung und Kraft unserer Atmung beim Summen zu sprechen kommen. Es ist tatsächlich notwendig, richtig atmen zu lernen – nämlich langsam und tief –, um die wunderbare Klangenergie wirklich erfahren zu können. Ohne Atmung gibt es keine Klänge.

Nachdem wir uns mit der Atmung beschäftigt haben, werden wir beginnen, Sie durch einige Grundübungen zu führen, die Ihnen die Erfahrung ermöglichen, dass selbst erzeugte Klänge sich auf verschiedene Körperteile auswirken können. Für viele von Ihnen wird diese Erkenntnis bereits lebensverändernd sein.

Daraufhin befassen wir uns mit der außergewöhnlichen Art und Weise, mit sich der Intentionen, beziehungsweise das Bewusstsein, nicht nur auf die Klänge, die wir erzeugen, auswirken können, sondern auch auf unsere gesamte Realität. Unsere Intentionen fördern und verstärken die Wirkung der selbst erzeugten Klänge.

Teil II dieses Buches, „Übung macht den Meister" (ab Seite 95), konzentriert sich darauf, den Leser durch Übungen zu führen, die es ihm erlauben, verschiedene Techniken des Summens einzusetzen. Wir beginnen auf einem niedrigen Niveau und gehen zu fortgeschrittenen Übungsformen des Summens über. Dabei werden Sie erfahren, wie Sie das Summen in verschiedenen Körperteilen spüren. Außerdem werden Sie lernen, wie Sie verschiedene Bewusstseinsebenen – Glaube, Absicht, Visualisierung und mehr – auf Ihre Summübungen übertragen können.

Als Nächstes werden wir Methoden des Summens vorstellen, die als fortschrittliche Yogaübungen gelten. Sie werden, so wie wir, die starke Wirkung feststellen, die sich aus diesen Übungen ergeben kann. Und bedenken Sie bitte, dass es nicht notwendig ist, irgendeine Art von spiritueller oder religiöser Einstellung zu haben, wenn Sie mit diesen Übungen experimentieren; es handelt sich dabei einfach um wirkungsvolle Instrumente für die Transformation, die sich durch das Summen manifestiert.

In Kapitel 8, „Die Summ-Hypothese", werden wir den Gipfel unserer Reise erreichen, indem wir einige bahnbrechende Arbeiten auf den Gebieten der Klänge, Schwingungen und des Gehirns vorstellen werden. Und obwohl wir die Theorien und Zusammenhänge, über die wir spekulieren, nicht mit Sicherheit nachweisen können, werden Sie die Konzepte und Forschungsergebnisse, über die wir Sie informieren, gewiss faszinierend und erstaunlich finden. Vielleicht werden sie zu dem wichtigsten und bahnbrechendsten Material zählen, auf das Sie je stoßen werden.

Auf vielen Seiten werden Sie Hinweise finden, die Sie auffordern, sich einen oder mehrere Audiotracks anzuhören, die den Übungstext begleiten.

Hinweis: Sie können sich die Audiotracks auf https://audio.innertraditions.com/humeff/ herunterladen. Sie sind auf Englisch und von den Autoren gesprochen.

Manchmal kann es hilfreich sein, einem anderen beim Durchführen der Übung zuzuhören, um den Klang dann selbst erzeugen zu können. Doch jeder bringt unterschiedliche Klänge hervor, und wir wollen nicht, dass Sie versuchen, die Klänge nachzuahmen, die wir aufgenommen haben. Diese Aufnahmen sollen lediglich dazu dienen, Ihnen eine Vorstellung von der Art des Klangs zu liefern, den Sie erzeugen sollten. Lesen Sie bitte den Abschnitt mit der Überschrift „Die Nutzung der Audiotracks" ab Seite 180, um Hilfe für den Einsatz dieser Audiotracks zu erhalten.

Vor allem ist uns daran gelegen, dass Ihnen die Sache Spaß macht. Es soll kein Wettbewerb entstehen, wie gut oder schlecht Sie die Klänge, um die es in diesem Buch geht, hervorbringen. Es soll keinen Wettstreit geben, ob Sie sie lauter oder länger hervorbringen als alle anderen. Diese Klänge sind lediglich Instrumente, die Ihnen helfen, innere Resonanz zu spüren.

Wir freuen uns sehr darauf, Sie auf die Reise in die Welt des Summens mitzunehmen. Babys können summen. Senioren können summen. Jeder kann summen! Und das Ergebnis ist eine wirklich positive und starke Veränderung. Wir haben unsere eigene Transformation durch die Kraft des Summens hinter uns, und jetzt hoffen wir als Verfechter der Klangheilung, dass unser Buch auch Sie durch Ihren eigenen starken Heilungsprozess führen kann.

Wir danken Ihnen, dass Sie nach diesem Buch gegriffen und es bis hierhin gelesen haben. Damit haben Sie bereits den ersten Schritt einer Reise gemacht, die es Ihnen ermöglichen wird, Bereiche des Bewusstseins und der Schwingungen zu ergründen, die Sie faszinieren und erfreuen werden. Genießen Sie sie!

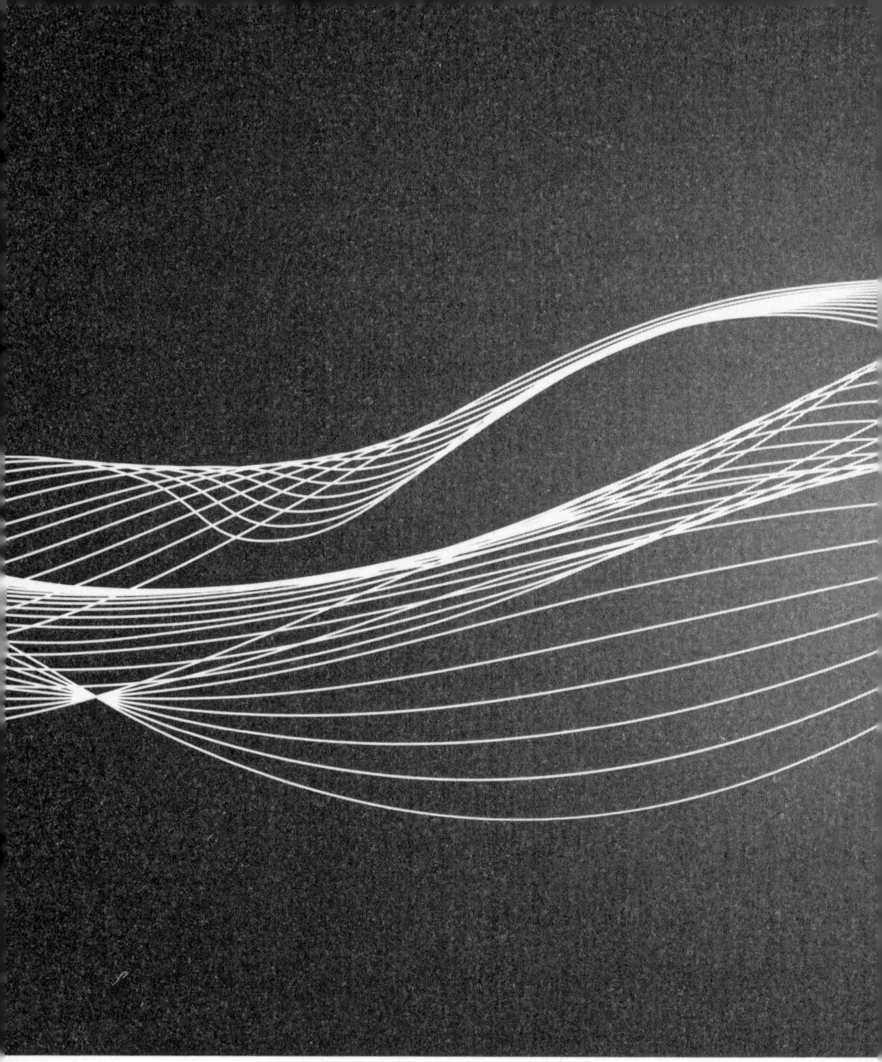

Kapitel 1: Warum summen?

Die Kraft unserer Stimme

In diesem Buch geht es um das Summen – um einen der einfachsten und tiefsten Töne, die wir erzeugen können. Wir können alle summen. Die Kleinen ebenso wie die Hochbetagten. Wenn Sie eine Stimme haben, können Sie summen. Und dieses Summen besitzt außerordentliche Eigenschaften, die zur Heilung und vielem mehr genutzt werden können.

Das Ziel dieses Buches ist – wie das Summen selbst – einfach und tief greifend: Es soll Sie mit Klängen und der Wirkkraft Ihrer eigenen Stimme vertraut machen. Grundsätzlich sind Klänge nichts anderes als Schwingungen. Aber Schwingungen, die eine wirkungsvolle Energie besitzen. Die Schwingungen der Stimme einer Opernsängerin können Glas zerspringen lassen. Die Schwingungen des einfachen Summens können sich auf subatomare Teilchen auswirken und Molekularstrukturen verändern. Wir sprechen hier nicht von Musik, die viele Menschen in unterschiedliche Genres einordnen, wie zum Beispiel klassische Musik, Rock, Jazz und so weiter. Wir sprechen hier einfach von Klängen, die als Schwingungen klassifiziert werden. Diese Schwingungen können heilen und transformieren.

Das Summen ist, wie bereits festgestellt, einer der einfachsten Klänge, die wir erzeugen können. Es hat außergewöhnliche Auswirkungen, es reduziert Stress, beruhigt, fördert den Schlaf und heilt uns auf unglaubliche Art und Weise. Darüber hinaus ist der Nutzen umso größer, je mehr wir unser besonderes Augenmerk auf das Summen richten, wie wir bei unseren Nachforschungen herausgefunden haben.

In diesem Buch werden wir, ausgehend von den grundlegenden Aspekten dieses scheinbar einfachen Klanges, zu einem tieferen Verständnis dafür gelangen, dass einige der ältesten spirituellen Texte der Welt nahelegen, dass das „Wort“, das wir am Ursprung der Welt finden (beziehungsweise wie es im Alten Testament heißt: „Und Gott sagte: ‚Es werde Licht!‘“), in Wahrheit das Summen der Energie war. Die frühen Mystiker wussten, dass alles Schwingung ist.

Der Untertitel dieses Buches „Klangmassage für Körper und Seele“ ist ein großes Versprechen. Als wir uns immer eingehender mit dem Thema befassten, stießen wir immer wieder auf Beweise, dass das Summen nicht nur Ihre Gesundheit verbessern kann, sondern auch Ihre Lebensqualität, weil es Ihre Zufriedenheit fördert.

Zunächst wollen wir einen Blick auf die nachgewiesenen Wirkungen des Summens werfen – positive Effekte, die in renommierten, von Kollegen überprüften Zeitschriften dokumentiert wurden. Wir waren selbst ganz überrascht, als wir feststellten, dass überhaupt Forschungen über die Vorzüge des Summens durchgeführt wurden. Wir wollen Ihnen diese Forschungsergebnisse darlegen, weil sie wirklich verblüffend sind.

Senkung von Blutdruck und Herzschlagfrequenz

Wir wollen damit beginnen, unsere erste Informationsquelle zu nennen. Es gibt eine Studie des Nepal Medical College mit einem sehr interessanten Titel und äußerst wichtigen Ergebnissen. Der Aufsatz trägt die Überschrift *„Die direkte Auswirkung der langsamen Atemübung Bhramari Pranayama auf den Blutdruck und die Herzschlagfrequenz“*[3].

Die Bhramari Pranayama ist eine aus der Hindu-Tradition stammende Yogaübung für Fortgeschrittene, auf die wir in Kapitel 7 näher eingehen werden. Dabei geht es um das Summen in Kombination mit tiefer Atmung. Mehr nicht. Doch von dieser medizinischen Fakultät in dem kleinen (aber sehr aufgeklärten) Land stammen Beweise für die Kraft des Summens zur Senkung von Blutdruck und Herzschlagfrequenz.

Die Autoren weisen darauf hin, dass die Studienteilnehmer Bhramari Pranayama praktizierten und fünf Minuten lang summten, wobei sie sich darauf konzentrierten, ein „nasales Summgeräusch“ zu erzeugen, „das dem einer summenden Biene ähnelt“. Fünf Minuten scheint das Minimum zu sein, das notwendig ist, damit Klänge sich auf den Körper auswirken können. Das langsame Summen führte bei den Probanden sowohl zur Absenkung des systolischen als auch des diastolischen Blutdrucks und einer leichten Verringerung der Herzschlagfrequenz. Diese Art des Summens, so schlussfolgerten die Autoren, führe im Herz-Kreislauf-System zu einer „parasympathischen Dominanz".

Für diejenigen von Ihnen, die sich in Anatomie nicht so gut auskennen, sei erklärt, dass das vegetative Nervensystem aus zwei Bereichen besteht. Das sympathische Nervensystem ist dasjenige, das die unter dem Begriff „Kampf- oder Fluchtreflex" bekannte Reaktion auslöst und uns im Grunde in einen Spannungszustand versetzt. Das parasympathische Nervensystem kann man sich dagegen als „Stresslöser" vorstellen – es stellt den Gleichgewichtszustand wieder her. Interessanterweise ist der wichtigste parasympathische Nerv der Vagus-Nerv. Dieser Nerv steht direkt mit unserem Wahrnehmungssinn (Hören) und der Klangerzeugung (Vokalisation) in Verbindung. Er ist für die Übertragung der Nervenimpulse verantwortlich, die die Herzschlagfrequenz verlangsamen, die Blutgefäße erweitern und die Verdauung und Energiespeicherung aktivieren. Unsere Stimme, unsere Atmung, unser Herzschlag und unsere Verdauung sind von diesem Nerv beeinflusst, der wiederum auf Klänge reagiert.

Wir bitten Sie, einen Augenblick innezuhalten und über die Bedeutung dieses therapeutischen Aspekts des Summens nachzudenken. Das Fazit lautet, dass das Summen Ihre Herzschlagfrequenz verringern und Ihren Blutdruck senken kann. Vor allem aber kann es Ihre Stressreaktion vermindern. Und damit verbunden ist die Reduktion all der mit Stress zusammenhängenden abträglichen Hormone, wie zum Beispiel Cortisol.

Das limbische System ist der Teil des Gehirns, in dem die Amygdala, der Hippocampus, der Thalamus, der Hypothalamus, die Basalganglien und der cinguläre Gyrus (Stirnhirnwindung) angesiedelt sind. Die Amygdala ist der Teil des Gehirns, in dem die Emotionen kontrolliert werden. Das limbische System reguliert die vegetativen und endokrinen Funktionen, insbesondere die Reaktionen auf emotionale Reize. Wenn das limbische System aktiviert ist, verspüren wir häufig den „Kampf- oder Fluchtreflex“ und stehen unter Stress.

Weitere Forschungsergebnisse über die Nutzung von Klängen zur Reduktion von Stress stammen vom National Institute of Mental Health and Neuroscience in Indien. Eine Studie aus dem Jahr 2011 mit dem Titel „Neurohämodynamische Wirkung des ‚Om‘-Singens: Eine Pilotstudie mithilfe von funktioneller Magnetresonanztomografie“ des International Journal of Yoga wies ähnliche Aspekte einer stresslindernden Wirkung des Summens nach.[4] Mithilfe dieser Studie, bei der MRTs eingesetzt wurden, fand man heraus, dass es zu einer Deaktivierung des limbischen Systems kam, wenn die Studienteilnehmer *Om* sangen. Wie bereits erwähnt, umfasst das limbische System verschiedene Gehirnareale, die die Emotionen steuern. Die Deaktivierung des limbischen Systems führt bei der betreffenden Person zu einer signifikanten Stressreduktion und zu mehr Gelassenheit.

Das *Om* gilt als mit dem Summen vergleichbar und wird häufig als im Grunde gleicher Klang betrachtet. Bei dieser Studie wurde das Om-Singen mit der Erzeugung des Klangs *ssss* verglichen. Bei der Erzeugung dieses *ssss* erfolgte keine Deaktivierung des limbischen Systems. Wurde dagegen das *Om* gesungen, kam es zu dessen Deaktivierung. Dies lässt schlussfolgern, dass das Summen im Gegensatz zu vielen anderen Tönen eine spezielle Eigenschaft besitzt, die Stress reduzieren kann.

Wenn es eine Todesursache Nummer eins auf diesem Planeten gibt, dann ist es Stress. Diese Tatsache sollte für niemand eine große Überraschung sein, der im Verlauf der vergangenen dreißig Jahre den Medienberichten über Gesundheitsthemen auch nur ein geringes Maß an Aufmerksamkeit geschenkt hat. Stress führt zu Herzinfarkten. Stress verursacht Schlaganfälle. Stress löst Krebs aus. Stress führt zu Neuronenschwund, der Ihr Gehirn schädigt. Sollen wir fortfahren?

Die Studien des Nepal Medical College und des National Institute of Mental Health and Neuroscience in Indien haben nachgewiesen, dass nur fünf Minuten langes Summen den Stresspegel radikal reduzieren kann. Das ist wirkungsvoll und einfach. Bevor Sie also nach der Beruhigungspille, dem Glas Wein oder was auch immer greifen, das Sie nutzen, um *herunterzukommen*, sollten Sie sich vielleicht fünf Minuten Zeit für ein harmonisch abgestimmtes, akustisch verordnetes Summen nehmen.

Erhöhte Stickoxidwerte

Stickoxid ist ein sehr wichtiges Molekül. Es ist in Wahrheit so wichtig, dass es 1992 von der renommierten Wissenschaftszeitschrift *Science* zum „Molekül des Jahres" gekürt wurde. Unter anderem stärkt es unser Immunsystem, unser Herz-Kreislauf-System und unser Atemsystem. Vor allem führt Stickoxid zur Vasodilation, das heißt zur Weitung der Blutgefäße, die den Blutfluss verbessert und den Blutdruck senkt.

Der Zusammenhang zwischen Klängen und Stickoxid wurde erstmals am Neuroscience Research Institute der State University von New York beobachtet, als Studienteilnehmer einfach beruhigender Musik lauschten, woraufhin erhöhte Stickoxidwerte nachgewiesen werden konnten. Diese Entspannungsreaktion wurde auch bei der Nutzung speziell entwickelter Frequenzen von Stimmgabeln registriert, die Eigenresonanzklänge wie das Summen verstärken.

Wissenschaftler, die in Schweden die Wirkung des Summens untersuchten, stellten fest, dass es die Ausschüttung von Stickoxid in einem bestimmten Körperareal auslöst, nämlich in der Nasenhöhle.[5] Das überrascht nicht, weil Ihre Nasenhöhle, wenn Sie richtig summen wollen, schwingen muss, wie wir weiter unten besprechen werden. Doch wir wollen auch auf die Tatsache hinweisen, dass die Ausschüttung von Stickoxid in Ihrer Nasenhöhle leicht zu messen ist. Sie benötigen für diese Messung lediglich ein kostengünstiges medizinisches Instrument. Sie führen dieses in die Nase einer Person ein, lassen sie oder ihn summen und messen die Stickoxidmenge, die ausgeschüttet wurde. Die Ausschüttung von Stickoxid und die Art und Weise, wie sich diese auf uns auswirkt, könnte auf ein spezielles Organ begrenzt bleiben (abhängig von den Stoffwechselbedingungen eines bestimmten Gewebes, wie zum Beispiel bei anstrengender sportlicher Betätigung), sie könnte aber auch systembezogen sein.

Fast zwei Drittel der von Kollegen überprüften Aufsätze, die wir auf *Medline* fanden (einer namhaften Onlinedatenbank für biomedizinische Forschung), in denen es um irgendeinen therapeutischen Aspekt des Summens ging, konzentrierten sich auf dieses Phänomen des in der Nasenhöhle ausgeschütteten Stickoxids. Wir waren sehr erfreut über diese vielen dokumentierten Forschungsergebnisse, die über das Summen vorliegen. Weil die Ausschüttung von Stickoxid die Nasennebenhöhlen öffnet, brauchen Sie das nächste Mal, wenn Sie eine verstopfte Nase haben, nur ein paar Minuten lang zu summen, und Ihre Nasenhöhle wird wieder frei sein.

Doch wir halten die Auswirkungen der Stickoxidausschüttung für sehr viel weitreichender. Unser Kollege, der bekannte Klangforscher Dr. John Beaulieu, wurde vor einigen Jahren eingeladen, an einem Experiment teilzunehmen, bei dem es um die Stickoxidausschüttung ging. Als Teil des Experiments untersuchte er, ob der Klang einer Stimmgabel Auswirkungen auf Zellen in einer Petrischale hat und sie veranlasst, Stickoxid auszuschütten. Das war tatsächlich der Fall. Als Dr. Beaulieus Forscherkollegen erfuhren, dass die Zellen Stickoxid ausgeschüttet hatten, hielten sie dies für einen Irrtum. Sie ließen ihn diesen Teil des Experiments mehrmals wiederholen, und die Zellen schütteten jedes Mal Stickoxid aus.[6]

Mit anderen Worten: Selbst die in einer Petrischale isolierten Zellen produzieren Stickoxid, wenn sie von Schallschwingungen stimuliert werden. Zwar müssen noch weitere Forschungen durchgeführt werden, doch wir möchten hier unsere erste Hypothese aufstellen: Wenn Sie summen, und vor allem wenn Sie das Summen auf bestimmte Teile Ihres Körpers richten, veranlassen Sie die Zellen in diesen Körperteilen, Stickoxid auszuschütten – mit all den damit verbundenen gesundheitlichen Vorzügen.

Unserer Meinung nach, wie auch nach Ansicht vieler anderer Forscher, kann das Summen als innere Klangmassage fungieren. Don Campbell, der Klangexperte und Autor von *The Mozart Effect*, stellt fest: „Das Summen massiert den Körper tatsächlich von innen."[7] Dieses Konzept der Körpermassage durch selbst erzeugte Klänge ist ein Prinzip der Schwingungsheilung, das die meisten Klangtherapeuten ebenso wie Massagetherapeuten für wirksam halten.

Wie wir festgestellt haben, konzentrierte man sich bei den ersten Forschungen auf die Ausschüttung von Stickoxid in der Nasenhöhle. Es ist naheliegend, dass die Forscher dies zuerst in den Blick nahmen, weil für das Summen die Nasenhöhle entscheidend ist – wenn Sie sich die Nase zuhalten, können Sie schlichtweg nicht summen. Doch wie Sie bald feststellen werden, ist es nicht nur möglich, sondern relativ einfach, einen Summton – insbesondere wenn er zielgerichtet und mit einer geringen Veränderung der Stimmhöhe erzeugt wird – auf bestimmte Teile des Körpers zu lenken und in diesen Körperteilen Schwingungen hervorzurufen.

Die Nasenhöhle sowie andere Teile des Kopfes und der Brustkorb sind Körperareale, die beim Summen problemlos mitschwingen. Sie werden dies erleben, sobald wir mit unseren Summübungen beginnen. Wir sind jedoch der Meinung, dass es angesichts der Tatsache, dass das Gehirn und das Herz – lebenswichtige Organe – sich im Kopf und im Brustkorb befinden, für unsere Gesundheit extrem vorteilhaft sein kann, diese Körperteile in Schwingung zu versetzen, weil dies vielleicht sogar Schlaganfälle und Herzinfarkte verhindern oder abmildern könnte.

Es wurde wissenschaftlich nachgewiesen, dass Klänge – das heißt Schwingungen – die Körperzellen zur Ausschüttung von Stickoxid stimulieren. Ist es also möglich, dass das Summen genutzt werden kann, um verschiedene Teile des Körpers in Schwingung zu versetzen, was in diesen Regionen zur Ausschüttung von Stickoxid und zur Verbesserung der Blutzirkulation führt? Können wir das Summen nutzen, um gezielt zum Beispiel die neurologische Gesundheit, die Gesundheit des Herzens, des Herz-Kreislauf-Systems und so weiter zu fördern?

Verbesserung der Lymphzirkulation

Das Lymphsystem ist für die Zirkulation und Filterung der Lymphe verantwortlich, jener Flüssigkeit, die vom Gewebe ins Blut gelangt. Darüber hinaus fungiert es als Transportweg, indem es weiße Blutkörperchen in die Lymphknoten und in die Knochen transportiert und umgekehrt, und die antigenpräsentierenden Zellen zu den Lymphknoten leitet, wodurch unsere Immunreaktion gestärkt wird. Mithilfe des Lymphsystems werden zahlreiche Körpergifte entsorgt – Gifte, die Ihre Gesundheit sehr gefährden können.

Eine der Wirkungen des Summens (und jedes anderen selbst erzeugten Klangs) ist ein erhöhter Sauerstoffgehalt in den Zellen. Das ist zum Teil der Tatsache zu verdanken, dass Sie beim Summen tief atmen, was die Versorgung der Zellen mit Sauerstoff verbessert. Doch mit Sicherheit trägt auch die Ausschüttung von Stickoxid dazu bei. Dies gilt ebenso für das Lymphsystem, das ein Teil des Blutkreislaufs bildet. Es gibt Schallgeräte, die Klänge zur Verbesserung der Lymphdrainage nutzen, wenn das Lymphsystem blockiert ist.[8] Da wir, wie bereits erwähnt, uns innerlich mithilfe von selbst erzeugten Klängen massieren und unsere Organe und Drüsen in Schwingung versetzen können, könnten Klänge wie das Summen zum selben Zweck eingesetzt werden wie diese Schallgeräte. Wenn Sie summen, ob allgemein oder auf einen bestimmten Bereich Ihres Körpers gerichtet, versetzen Sie auch andere Areale in Schwingung, massieren und aktivieren sie – auch Ihre Zellen, Ihren Kreislauf und Ihr Lymphsystem. Außerdem wird Stickoxid ausgeschüttet. Während Sie Ihre Lymphzirkulation verbessern, erhöhen Sie auch den Sauerstoffgehalt in Ihren Zellen. Das alles kann Ihr Immunsystem anregen und vieles mehr.

Erhöhte Melatoninspiegel

Melatonin ist ein Hormon, das mit dem zirkadianen Rhythmus mehrerer biologischer Funktionen in Verbindung steht. Die meisten von uns haben schon von Melatonin gehört und glauben in der Regel, dass es etwas mit dem Schlaf zu tun hat. Tatsächlich nehmen manche Menschen, die unter Schlafproblemen leiden, Melatonin ein, um einschlafen zu können. Beim Menschen wird Melatonin in der Zirbeldrüse produziert, die im Zentrum des Gehirns angesiedelt ist. Neben seiner Funktion als Synchronisator des Biorhythmus dient Melatonin als wirkungsvoller Bekämpfer von freien Radikalen und als Breitband-Antioxidans.

Es wurde wissenschaftlich nachgewiesen, dass Melatonin unser Immunsystem unterstützt und entzündungshemmende Wirkung besitzt. Einige Studien legen den Schluss nahe, dass Melatonin zur Bekämpfung entzündlicher Erkrankungen beitragen kann. Andere Studien haben belegt, dass Melatonin beim Alterungsprozess eine entscheidende Rolle spielt und als Anti-Aging-Mittel fungieren kann. Die Erforschung von Melatonin für die Behandlung von Depressionen wird fortgesetzt, ebenso werden neue Studien über die Wirkung von Melatonin bei der Krebsbekämpfung durchgeführt, wie auch über die Nutzung von Melatonin für die Behandlung von Lernbehinderungen, Gedächtnisstörungen und Alzheimer. Zwar waren die Forschungsergebnisse bis jetzt noch nicht eindeutig, doch viele der laufenden Studien sind sehr vielversprechend.

Unser kanadischer Kollege Dr. Ranjie Singh war der Erste, der demonstrierte, dass selbst erzeugte Klänge die Zirbeldrüse zur Melatoninausschüttung anregen, und er beschreibt seine Forschungsergebnisse in seinem bahnbrechenden Buch *Self-Healing: Powerful Techniques*. Die Zirbeldrüse reguliert zahlreiche Körperfunktionen, auch die Schlafmuster. In vielen esoterischen Traditionen galt sie als „Sitz der Seele“ oder als „drittes Auge“. Diese zapfenförmige Hormondrüse ist recht klein, aber dennoch sehr wichtig. Zu Beginn führte Dr. Singh seine Experimente über die Zirbeldrüse auf recht einfache Weise durch – er teilte seine Studienteilnehmer in zwei Gruppen auf, eine davon machte Übungen, die er als „meditative Intonierung“ bezeichnet. Im Anschluss ermittelte er die Melatoninspiegel im Urin der Probanden und stellte bei der Gruppe, die Töne erzeugt hatte, deutlich erhöhte Melatoninspiegel fest. Dr. Singhs fortlaufende Arbeit zum Thema Summen und Melatonin ist inzwischen in zahlreichen renommierten Zeitschriften veröffentlicht worden.[9]

Melatonin-Ergänzungsmittel sind überall verfügbar und in den meisten Drogerien erhältlich. Doch diese Mittel sind bei Weitem nicht so wirksam wie das Melatonin, das Ihr Körper selbst produziert.

Die Tatsache, dass Sie die Zirbeldrüse durch das Summen zur Melatoninausschüttung anregen können, ist außergewöhnlich. Sie können mithilfe von selbst erzeugten Klängen neben vielen anderen Dingen möglicherweise Ihren Schlaf verbessern, Ihr Immunsystem stärken und den Alterungsprozess verlangsamen.

Endorphinausschüttung

Endorphin ist ein wirkungsvoller rauschgiftähnlicher Neurotransmitter, der Schmerzen blockiert und Gefühle von Freude und Euphorie hervorruft. Die Menschen sprechen manchmal von einem „Endorphinrausch“, einem Gefühl, das in seiner Fähigkeit, uns Wohlbefinden zu vermitteln, fast wie ein Betäubungsmittel wirkt.

Die Hirnanhangsdrüse und der Hypothalamus produzieren Endorphine nicht nur in Zeiten von Schmerzen und Stress, sondern auch, wenn wir aktiv und aufgeregt sind und uns amüsieren. Sport, Sex und so gut wie jede Aktivität, die dazu führt, dass wir uns gut fühlen, wie zum Beispiel auch das Musizieren, Tanzen und Singen, kann die Endorphinausschüttung stimulieren. Diese natürlichen Opiate werden auch produziert, wenn wir summen.[10]

Denken Sie an die Momente zurück, in denen Sie plötzlich feststellen, dass Sie summen. Aller Wahrscheinlichkeit nach summen Sie, wenn Sie glücklich sind – das heißt, das Glücksgefühl veranlasst Sie zu summen. Könnte auch das Gegenteil möglich sein? Könnte das Summen zu Glücksgefühlen führen?

Wenn Sie manchmal Zeit mit kleinen Kindern verbringen, werden Sie festgestellt haben, dass diese scheinbar gern summen – zumindest, wenn sie zufrieden sind. Selbstverständlich weinen sie, wenn ihnen irgendetwas nicht passt. Vielleicht ist das Summen nicht nur eine Möglichkeit, zum Ausdruck zu bringen, dass wir uns gut fühlen, vielleicht ist es auch eine Möglichkeit, diese guten Gefühle hervorzurufen. Das Summen könnte – wie das Saugen und Lächeln – eine der ersten natürlichen Impulse sein, die uns ein gutes Gefühl vermitteln. Liegt es vielleicht an den Endorphinen? Möglicherweise. Wir können Babys nicht fragen, aber wir können spekulieren, dass es tatsächlich mit den Endorphinen zusammenhängen könnte, die vielleicht noch vieles mehr bewirken.

Jonathan hat eine Hintergrundgeschichte, bei der das Summen und höchstwahrscheinlich Endorphine eine Rolle spielen. Es war das erste Mal, als ihm die Bedeutung des Summens bewusst wurde. Er saß gerade zusammen mit Dr. John Lilly draußen auf der Veranda im Haus eines Freundes. Dr. Lilly war Neurowissenschaftler und Autor, der das menschliche Bewusstsein, die Kommunikation von Delfinen und die Grenzen der Realität wissenschaftlich erforschte. John, der ein Studium der Medizin, der Psychoanalyse und der Biophysik absolviert hatte, machte auf verschiedenen Gebieten Karriere. Sie reichte von Forschungen, die in Wissenschaftsjournalen veröffentlicht wurden, bis hin zu Selbstexperimenten, die hauptsächlich in für andere Menschen auf der Suche nach Spiritualität und dem erweiterten Bewusstsein gedachten Büchern publiziert wurden. Darüber hinaus war sein Leben Inspiration für zwei Kinofilme: *Der Tag des Delphins* und *Der Höllentrip.* Als Jonathan Dr. Lilly kennenlernte, war dieser eine echte Berühmtheit. Er starb im Jahr 2001.

Dr. Lilly und Jonathan waren beide Ehrengäste auf einer Party, während sie in Los Angeles lehrten und Vorträge hielten. An dieser Party nahmen mehr als hundert Gäste teil. Jonathan ging ins Freie hinaus, um der Menschenmenge zu entfliehen, und traf John Lilly auf der Veranda. Beide saßen in einigem Abstand voneinander da. Keiner sprach. Schließlich bemerkte Jonathan, dass Dr. Lilly unentwegt summte. Er atmete ein und summte, während er langsam ausatmete, sehr leise vor sich hin – er erzeugte hörbare Schwingungen.

Jonathan ging der Gedanke durch den Kopf, dass Dr. Lilly das Summen vielleicht als beruhigenden Mechanismus nutzte, um sein Nervensystem ins Gleichgewicht zu bringen und zu beruhigen. Weil er ein bekannter Befürworter von veränderten Bewusstseinszuständen war, bestand durchaus die Möglichkeit, dass er eine Methode entdeckt hatte, um mithilfe des Summens eine Schwingungsform zu erzeugen, mit der er sein Bewusstsein erweitern konnte. Vielleicht war es eine Kombination aus beidem.

Schließlich fragte Jonathan Dr. Lilly: „John, machen Sie das bewusst?"

Dr. Lilly summte noch einen Moment weiter, dann antwortete er: „Ich weiß nicht mehr, was Bewusstsein ist." Er fuhr fort und erklärte, dass er sich seinen Geist als Haus mit vielen Zimmern vorstelle. Jeder dieser Räume repräsentiere einen anderen Aspekt der Realität, und jede dieser Realitäten basiere auf einem anderen Bewusstseinsaspekt. Das war eine außergewöhnliche Antwort auf Jonathans vermeintlich einfache Frage. Auf Dr. Lillys Antwort hin sagte Jonathan lediglich „Danke" und kehrte zu den anderen Partygästen ins Haus zurück.

Wir erzählen Ihnen diese Geschichte, weil es durchaus möglich ist, dass das Summen für Dr. Lilly von besonderem Nutzen war. Vielleicht genoss er einfach die Endorphinausschüttung. Möglicherweise ging es auch um mehr. Wie Sie später feststellen werden, ist es möglich, das Summen zu nutzen, um unseren emotionalen und psychologischen Zustand zu verändern und positiv zu beeinflussen.

Zurück zum Thema Endorphine: Es ist wichtig, sich bewusst zu machen, dass das Summen Schmerzen verringern kann. Wir haben es zwar selbst erlebt, doch uns liegen keine Daten vor, die das bestätigen könnten. Für diesen Effekt könnte einzig die Endorphinausschüttung verantwortlich sein. Allerdings könnten auch andere Ursachen zu dieser Wirkung beitragen. Vor einigen Jahren veröffentlichte die *New York Times* einen Artikel über die heilende Wirkung selbst erzeugter Klänge und ein Interview mit Jonathan zu diesem Thema. Als Jonathan gefragt wurde, weshalb solche

Klänge allem Anschein nach zur Verminderung von Schmerzen beitragen, antwortete er zunächst: „Endorphine!“ Doch dann gab er zu bedenken, dass auch andere Faktoren eine Rolle spielen könnten – alles, vom Konzept, dass das Summen eine Ablenkung ist, die unser Gehirn veranlasst, den Schmerz (zumindest vorübergehend) zu vergessen, bis hin zur Spekulation, dass wir, wenn wir selbst Klänge erzeugen, womöglich an der schmerzenden Stelle eine Schwingung hervorrufen und somit eine Art Klangmassage anwenden können, die zur Verringerung des Schmerzempfindens beiträgt.

Erst neulich lasen wir Forschungsergebnisse, die belegen, dass Studienteilnehmer, die Klänge erzeugten, während sie ihre Hand in eiskaltes Wasser tauchten, länger durchhielten, als diejenigen, die ihre Hand stumm ins Wasser hielten. Leider lieferten die Studienleiter keine Erklärung für dieses Phänomen. Es wurde lediglich als Ergebnis festgehalten.

Also ... Endorphine? Ablenkung? Klangmassage? Oder doch etwas anderes? Wie auch immer, die Tatsache, dass Sie das Summen nutzen können, um sich besser zu fühlen und körperliche Schmerzen zu verringern, ist ein enormer Vorzug. Wir werden später Techniken zur Schmerzreduktion mithilfe des Summens vorstellen.

Oxytocinausschüttung

Oxytocin ist ein Hormon, das im Hypothalamus produziert, in der Hirnanhangsdrüse gespeichert und von dieser abgesondert wird. Oxytocin steht im Zusammenhang mit engen Beziehungen, wie zum Beispiel dem engen Miteinander von Freundschaften, der Intimität beim Sex, dem Stillen eines Babys und so weiter. Deshalb wird es als „Liebeshormon" oder „Vertrauenshormon" bezeichnet. Es scheint die Entwicklung von Empathie zwischen den Menschen zu erleichtern.

Aktivitäten, die es uns erlauben, zusammen mit anderen Menschen Klänge zu erzeugen, wie zum Beispiel beim Singen, Musizieren oder selbst beim gemeinsamen Summen, können die Ausschüttung von Oxytocin anregen.[11] Das könnte erklären, warum unsere Herzen und Seelen sich so gestärkt anfühlen, wenn wir in einer Gruppe singen, beispielsweise in einem Kirchen- oder Vereinschor. Tatsächlich trägt die Erzeugung eines einfachen Tons, zum Beispiel ein lang gezogenes *Om* oder *Ah* („Intonieren" genannt), zusammen mit einer anderen Person zur Verstärkung des Vertrauens zwischen diesen Menschen bei.

Unserer Erfahrung nach werden in unserem Körper zahlreiche biochemische Faktoren gleichzeitig angeregt, wenn wir irgendwelche selbst erzeugten Klänge einsetzen – sei es nun die Ausschüttung von Oxytocin, Endorphinen, Melatonin oder sonstiger biochemischer Stoffe. Es steht zweifelsfrei fest, dass diese Hormone zu den positiven Wirkungen beitragen, die wir spüren, wenn wir summen.

Zusammenfassend sei gesagt, dass es zu einer Reihe von vorteilhaften therapeutischen Effekten kommt, wenn wir selbst Klänge erzeugen. Dazu zählen:

→ Erhöhter Sauerstoffgehalt in den Zellen
→ Senkung des Blutdrucks und der Herzschlagfrequenz
→ Verbesserung der Lymphzirkulation
→ Erhöhung des Melatoninspiegels
→ Verringerung der stressbedingten Hormone
→ Ausschüttung von Endorphinen
→ Erhöhte Stickoxidwerte
→ Ausschüttung von Oxytocin

In diesem Kapitel haben wir uns auf die nachgewiesenen physiologischen Vorteile des Summens konzentriert, wie zum Beispiel die Verringerung von Stress, erhöhte Entspannungsfähigkeit, verbesserten Schlaf sowie einen gesünderen Körper und Geist. Wir vertrauen darauf, dass diese Untersuchungen mehr als eine Antwort auf die in der Kapitelüberschrift gestellte Frage „Warum summen?" liefern.

Jetzt wollen wir uns mit der Physik des Schalls befassen. Dieser Abschnitt wird zur Erklärung beitragen, wie und weshalb Klänge ein solches Heilungspotenzial besitzen.

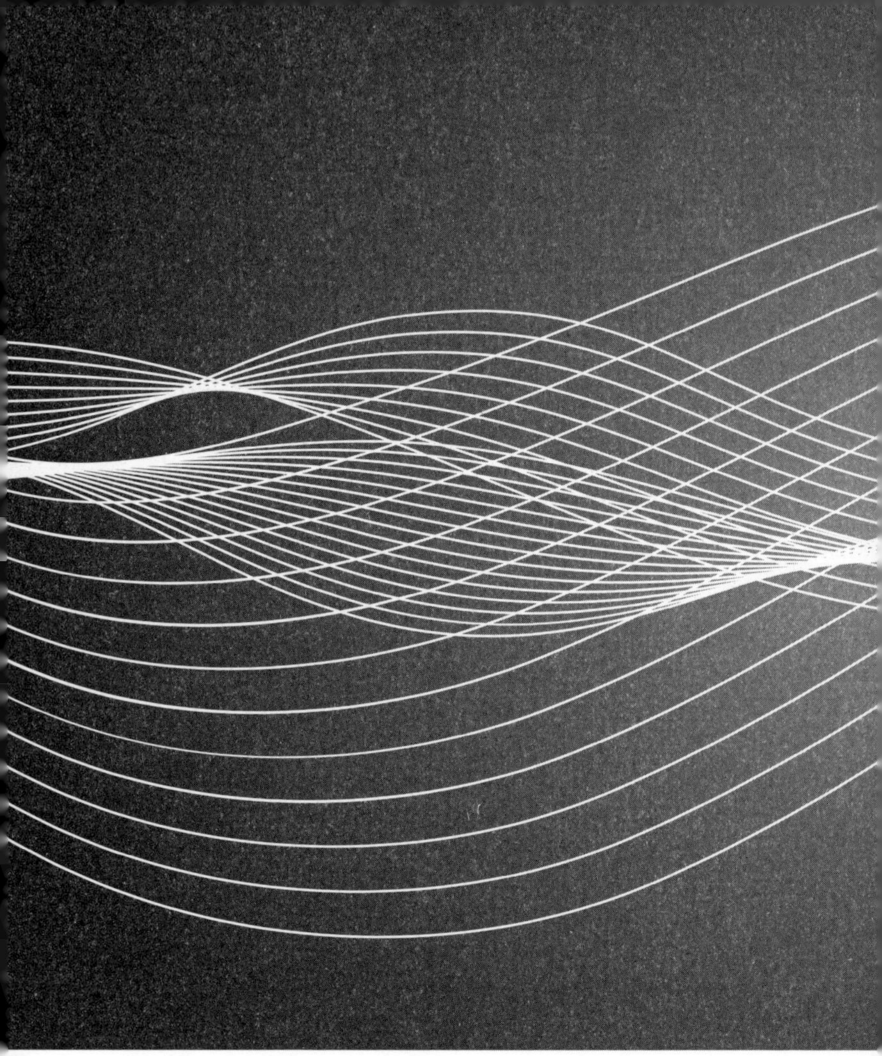

Kapitel 2: Die Schallphysik

Wie und warum Klänge heilen

Eine Untersuchung der meisten spirituellen Wege und Religionen auf diesem Planeten enthüllt die überwiegende Überzeugung, dass der Klang die primäre Antriebskraft der Schöpfung war. Beispiele dafür stammen aus dem Alten Testament („Und Gott sagte: ‚Es werde Licht'") und aus dem Neuen Testament („Am Anfang war das Wort"). Sie rührt auch von vielen anderen Traditionen her – der ägyptischen und polynesischen, den Hopi-, Maya- und weiteren Traditionen –, die alle Schöpfungsmythen kennen, in denen die Macht des Klangs eine Rolle spielt. Im hinduistischen spirituellen Pfad heißt es „Nada Brahman" – „alles ist Klang". Selbst die Wissenschaft des Westens spricht vom „Big Bang" und deutet damit an, dass die Entstehung des Universums irgendwie akustischen Ursprungs war.

Die Wissenschaftler von heute erklären, ebenso wie die alten Mystiker, dass alles im Zustand der Schwingung ist, von den Elektronen, die um den Atomkern kreisen, bis zu den Planeten in fernen Galaxien, die sich um ihre Sonnen drehen. Sowohl das ganz Winzige wie auch das Riesengroße, alles ist in Schwingung. Energie und Materie hängen miteinander zusammen, wie viele der heutigen Wissenschaftler erkannt haben. Wenn also alle Formen der Energie Schwingungen abgeben, kann die gesamte Energie als Klang betrachtet werden, ob wir ihn hören können oder nicht.

Frequenzen

Schall ist Energie, die sich als Welle ausbreitet. Die Schallwelle trifft auf unsere Ohren, sie gelangt durch unsere Hörbahnen ins Gehirn und wirkt sich letztlich auf unsere Atmung, unsere Herzfrequenz und das Nervensystem aus. Wir erfahren diese wellenartige Energie hauptsächlich als Phänomen, das wir hören. Doch diese Wellen dringen auch in unseren Körper ein und beeinflussen uns auf Zellebene.

Schallwellen werden in Schwingungen pro Sekunde, Frequenz in Hertz (Hz) gemessen. Langsame Schallwellen erzeugen tiefe Töne. Ein Geräusch mit einer Frequenz von 60 Hz ist zum Beispiel sehr tief und basslastig. Ein Geräusch mit schnellen Wellen, zum Beispiel 1.000 Hz, wäre dagegen hoch und schrill. Der tiefste Ton auf dem Klavier hat eine Frequenz von etwa 24 Hz, der höchste Ton um die 5.000 Hz.

Unser Hörvermögen reicht von etwa 16 Hz bis circa 16.000 Hz (manchmal auch mehr – kleine Kinder können zum Beispiel bis zu 18.000 Hz und mehr hören). Doch bloß weil wir etwas nicht hören können, bedeutet es ja nicht, dass der Ton nicht erzeugt wird. So können unsere Freunde im Meer, die Delfine, Frequenzen von bis zu 180.000 Hz aussenden und empfangen – das ist mehr als das Zehnfache unseres maximalen Hörvermögens.

Töne unterhalb der vom Menschen wahrnehmbaren Frequenz werden als Infraschall bezeichnet; Töne mit einer Frequenz oberhalb des menschlichen Hörvermögens nennt man Ultraschall.

Resonanz

Weil wir wissen, dass jede Materie schwingt, können wir uns dem Konzept zuwenden, dass jedes Objekt – jedes Organ, jeder Knochen und jedes Gewebe unseres Körpers inbegriffen – eine Resonanz besitzt beziehungsweise sich in einem natürlichen Schwingungszustand befindet. Es wurde heftig spekuliert, wie die natürlichen Frequenzen eines gesunden Organs zu bestimmen seien. Manche Wissenschaftler sind der Meinung, dass sie innerhalb des hörbaren akustischen Bereichs liegen (zwischen 16 Hz und 16.000 Hz). Andere vertreten die Ansicht, dass sie deutlich unter diesem Hörbereich angesiedelt sind oder wie der Ultraschall weit darüber. Ist der Körper gesund und ausgeglichen, sind diese Schwingungen miteinander im Einklang. Ist der Körper aus dem Gleichgewicht geraten, befindet er sich in einem Zustand der Dissonanz – die schwingenden Eigenschaften seiner Bestandteile sind im Zustand der Disharmonie.

Eine der außergewöhnlichsten Demonstrationen der Effekte von Schall und Resonanz wurde von dem Schweizer Arzt und Visionär Dr. Hans Jenny durchgeführt. In seinem wegweisenden Werk mit dem Titel *Kymatik* (griechisch für „Wellenform"), dessen erster Band 1967 veröffentlicht wurde, wies Dr. Jenny die Wirkungen nach, die Schallwellen auf unterschiedliche Materialien haben, einschließlich Wasser, Pasten und anderer Flüssigkeiten. Dr. Jenny tat diese Substanzen auf eine Stahlplatte und versetzte die Platte mit einem Quarzoszillator, der eine bestimmte Frequenz erzeugte, in Schwingung und fotografierte daraufhin die Effekte. So fotografierte er zum Beispiel flüssiges Plastik (ein dem Hüpfkitt ähnliches Material), das sich in ein der Seeanemone ähnliches Objekt verformte, sowie Lykopodiumstaub (ein dem Talkum ähnliches Material), der eine den Körperzellen ähnliche Gestalt annahm. Einige seiner verblüffendsten Fotografien zeigen Wasser, das erstaunlich geometrische Formen annahm, abhängig von der eingesetzten Schwingungsfrequenz.

Dr. Jennys Werk demonstriert die außerordentliche Kraft von Schwingungen – das heißt von Schall – bei der Formgestaltung. Zwar waren die Strukturen und Formen, die er mithilfe der Schallenergie erzeugte, keine Lebewesen, doch viele sahen eindeutig aus, als handele es sich um solche. Man kann sich fast vorstellen, dass durch einen aus einer heiligen Quelle kommenden „göttlichen" Klang das Wort im Anfang der Welt tatsächlich Leben erschaffen konnte.

Was im Hinblick auf Dr. Jennys Experimente ebenso wichtig ist, das ist die Tatsache, dass die Wirkungen wiederholbar sind. Wenn Sie die gleiche Substanz nehmen und der gleichen Frequenz aussetzen, die Dr. Jenny nutzte, werden Sie dieselben

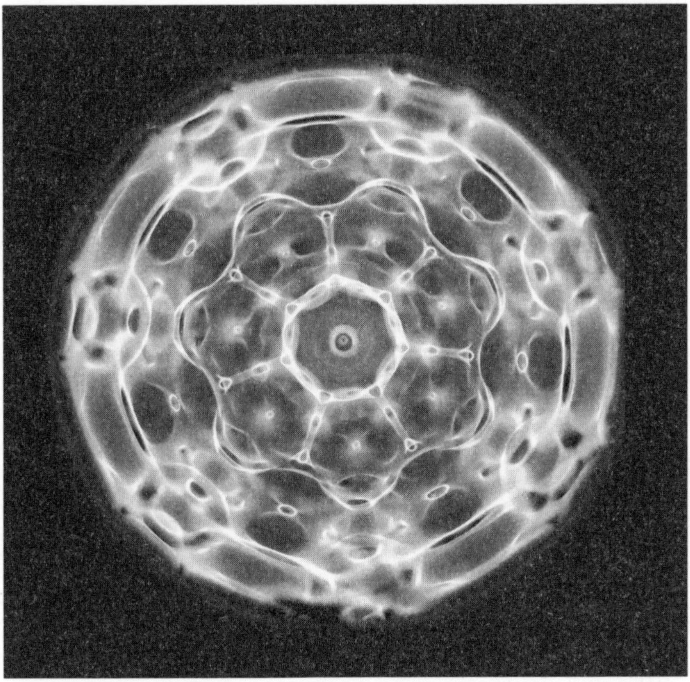

Abb. 2.1 *Die Stimme des Autors Jonathan Goldman, von einem CymaScope als sichtbares Muster dargestellt.*

Ergebnisse erhalten. Diese einheitliche Strukturierung – eine bestimmte Schwingung führt zu einer bestimmten Form – ist Manifestation der Resonanz. Wenn sich die Schwingung ändert, ändert sich auch die Struktur entsprechend.

Mehrere Forscher haben Dr. Jennys Arbeit im 21. Jahrhundert fortgeführt, unter anderem Alexander Lauterwasser aus Deutschland und John Stuart Reid aus England. Die Fotos auf dieser und der folgenden Seite wurden von Reid aufgenommen und zeigen die schönen geometrischen Formen, die Wasser an-

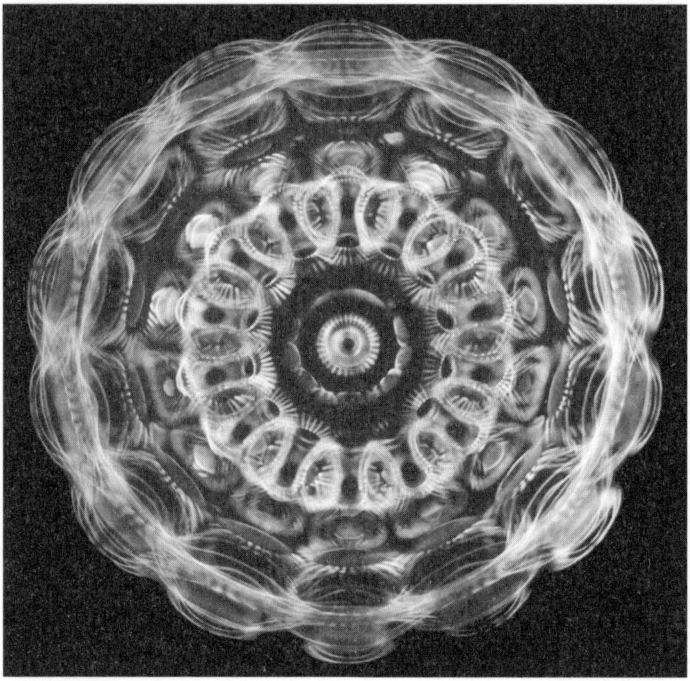

***Abb. 2.2** Eine weibliche Stimme wird durch ein CymaScope zu einem Mandala.*

nahm, als es mit einem CymaScope, einem Gerät, das dem von Dr. Jenny ähnelte, zwei unterschiedlichen Frequenzen ausgesetzt wurde. Wenn Sie bedenken, dass der menschliche Körper zu einem großen Teil aus Wasser besteht, kann man sich vorstellen, wie stark die Auswirkungen von Klängen auf uns sein können.

Lassen Sie uns nun zwei unterschiedliche (fast diametral gegensätzliche) Methoden untersuchen, mit deren Hilfe Klänge zur Heilung eingesetzt werden können. Beide basieren auf dem Konzept der Resonanz.

Wie Klänge heilen können: Methode 1

Für diese erste Methode der Heilung mithilfe von Klängen wollen wir uns einen gesunden Körper als Orchester vorstellen, das ausgewogen und harmonisch spielt. Wir wollen diese Musik als die „Sinfonie des Selbst“ bezeichnen.

Was geschieht bei dieser Metapher vom Körper als Orchester, wenn dem zweiten Geiger das Notenblatt vom Notenständer rutscht? Schon bald wird dieser Geiger beginnen, die falschen Noten im falschen Takt zu spielen. Gewöhnlich beginnen daraufhin sämtliche Streicher schon nach sehr kurzer Zeit aus dem Takt zu geraten. Tatsächlich werden Sie, während diese Misstöne zunehmen, feststellen, dass mit dem ganzen Orchester etwas nicht in Ordnung ist. Es klingt einfach nicht richtig.

Dies ist mit einem Zustand zu vergleichen, bei dem ein Teil unseres Körpers nicht mehr in der gesunden Resonanz schwingt – die Schwingung ist aus dem Takt geraten, und dieser Körperteil wird krank. Ein Grundprinzip bei der Nutzung von Klängen als Heilmethode ist, diesen kranken Körperteil wieder in den Zustand gesunder Resonanz zu versetzen. Es ist damit vergleichbar, dass dem Geiger sein Notenblatt wieder auf den Notenständer gelegt wird.

Hier erscheint es uns angebracht, Dr. Peter Guy Manners zu würdigen, einer von Jonathans Mentoren und einer der bedeutenden Pioniere auf dem Gebiet der Klangheilung. Dr. Manners, der sich seit den 1950er-Jahren der Erforschung und Umsetzung der Klangheilung gewidmet hat, ist vor einigen Jahren verstorben. Er konzentrierte sich bei seiner Arbeit darauf, die richtigen Frequenzen zu finden, um die verschiedenen Körperteile bei unterschiedlichen Erkrankungen wieder in die gesunde Resonanz zu versetzen. Er entwickelte das „Cymatikgerät“ (inzwischen unter verschiedenen Namen bekannt), das mehr als sechshundert verschiedene Frequenzkombinationen hervorbringen konnte (die er „Kommutierungen“ nannte), um einen aus dem Gleichgewicht geratenen Teil unserer Anatomie zu stärken. Aufgrund einiger rechtlicher Probleme waren sein Werk und sein Gerät damals nicht so bekannt, wie es vielleicht hätte sein können.

Doch heute verwenden auf dem Gebiet der Klangheilung ausgebildete Fachleute zahlreiche Geräte, die auf Dr. Manners’ Werk basieren, und zwar mit bemerkenswerten Heilergebnissen.

Wir kennen zwar viele unterschiedliche Geräte, die für die Klangheilung entwickelt wurden, doch unser bevorzugtes Instrument benötigt keinen elektrischen Strom und keine Batterien. Und seine Nutzung ist ganz einfach und kostenlos. Dieses Instrument ist natürlich unsere eigene Stimme. Und genau dies lehren wir seit vielen Jahren.

Bitte bedenken Sie: Wir sprechen nicht davon, die Stimme musikalisch einzusetzen, wie zum Beispiel zum Singen – dabei geht es um Unterhaltung. Wir sprechen also nicht davon, vor ein Publikum zu treten und „Strangers in the Night“ oder irgendein anderes Lied zu singen, das Ihnen gefällt. Hier sprechen wir von Klängen, die speziell für die Heilung eingesetzt werden, und vom Konzept des Einschwingens.

Der Begriff *Einschwingen* stammt aus der Physik und beschreibt die Art und Weise, mit der die Vibrationen eines Objekts die Vibrationen eines anderen Objekts beeinflussen können. Mithilfe des Einschwingens können wir eine Vibration mit einer anderen synchronisieren beziehungsweise harmonisieren. Wir können zum Beispiel unsere Stimme nutzen, um durch das Summen einen Ton hervorzubringen, der Vibrationen in anderen Teilen unseres Körpers einschwingt und sie damit in einen Gleichgewichtszustand versetzt.

Es gibt viele Möglichkeiten, das Einschwingen für die Klangheilung zu nutzen. Grundsätzlich können Sie Vibrationen – das Summen – einsetzen, um die natürliche Resonanz eines Organs oder Systems wiederherzustellen. Wenn ein Organ beginnt, nicht mehr in seiner natürlichen Frequenz zu schwingen, wird seine Energie blockiert. Dann gerät das Organ schnell aus dem Gleichgewicht – es wird anfällig für Viren, Bakterien, Erkrankungen, Verschleißerscheinungen und so weiter. Wenn wir seine natürliche Frequenz verstärken, wird die Resonanz des Organs wiederhergestellt, es gewinnt seine Energie zurück, der Eindringling, der es geschädigt hat, wird vernichtet, und das Organ kann gesunden.

Sie können auch verschiedene Rhythmen nutzen, um den Puls des Körpers, wie zum Beispiel den Herzschlag, die Atmung und die Gehirnwellen zu regulieren. Oder Sie können Töne einsetzen, die ein wenig verstimmt klingen, „Schwebungsfrequenz“ genannt, und in einer bestimmten Art und Weise angewendet werden, um Gehirnwellen zu beeinflussen. Wir werden später auf einige dieser Nutzungsarten des Einschwingens näher eingehen.

Wie Klänge heilen können: Methode 2

Bei dieser zweiten Methode werden Klänge in entgegengesetzter Weise genutzt. Anstatt sich auf das Organ und die Wiederherstellung seines gesunden, natürlich schwingenden Zustands zu konzentrieren, fokussiert sich diese Methode auf den Eindringling – auf das Pathogen oder die Energie, die das Organ schädigt.

Auf YouTube finden Sie Videos von Menschen, die mit ihrer Stimme Weingläser zerspringen lassen. Selbst die renommierte Dokumentationsserie des Senders Discovery Channel, *Mythbusters – Die Wissensjäger*, hat sich mit diesem Phänomen befasst. Wenn ein Sänger oder eine Sängerin seine oder ihre Stimme mit großer Amplitude (Lautstärke) der Resonanz des Weinglases anpassen kann, beginnt das Glas zu schwingen und zerspringt schließlich. Dass Klänge Materie auflösen können, ist schon lange bekannt. Erinnern Sie sich an die Geschichte im Alten Testament von Joshua und den Mauern von Jericho? Joshua und seine Männer bliesen in Hörner und gaben wildes Kriegsgeschrei von sich, bis die Mauern schließlich einstürzten.

Mit ausreichender Lautstärke sind Klänge stark genug, um jedes Objekt zu zerstören, wenn ihre Resonanzfrequenz der des Objekts entspricht. Dieser zweite Ansatz der Klangheilung konzentriert sich also darauf, Klänge zu nutzen, um das Pathogen, das Malignom, die Energie oder was auch immer dem Körper Schaden zufügt, zu zersetzen.

Anfang der 1930er-Jahre entwickelte ein Wissenschaftler namens Royal Rife ein Instrument, von dem es hieß, es könne Krebszellen und deren krankheitserregende Vorformen mithilfe von hochfrequenten Schwingungen zerstören. Rife glaubte, dass alle Krebsformen von Bakterien und/oder Viren hervorgerufen würden. Er entwickelte ein Mikroskop, das ihm die Beobachtung dieser Pathogene ermöglichte, dann arbeitete er mit hochfrequenten Schwingungen, um die richtigen Frequenzen für deren Zerstörung herauszufinden. Ungeachtet der Frage, ob seine Behandlung von Krebskranken noch immer Gültigkeit besitzt, war seine Arbeit mit hochfrequenten Schwingungen außergewöhnlich.

Erst vor Kurzem wurde uns der Link zum Video eines TEDx-Talks mit Professor Anthony Holland zugesandt, einem Musiker und Wissenschaftler vom Skidmore College, der über seine Arbeit berichtete, Krebszellen und Bakterien mithilfe hochfrequenter Schwingungen zerstören zu können. Auf dem Video sind einige verblüffende Aufnahmen dieses Phänomens zu beobachten.[12] Genau genommen wird darauf die Heilkraft der Klänge demonstriert.

Viele von uns kennen die Nutzung von hochfrequentem Schall, Ultraschall genannt, zur bildlichen Darstellung von Babys im Mutterleib. Diese Ultraschallfrequenzen werden auch häufig zur Auflösung von Nierensteinen eingesetzt. Damit sind die Möglichkeiten aber noch lange nicht ausgeschöpft. Dr. Jeff Elias nutzt an der medizinischen Hochschule der Universität von Virginia Ultraschall zum Beispiel, um das Zittern zu behandeln, das der Parkinson-Erkrankung ähnlich ist. Von seiner Arbeit erfuhren wir zum ersten Mal in den US-Spätnachrichten. Dr. Elias behandelte eine ältere Frau, die so stark zitterte, dass sie ihren Namen unmöglich lesbar schreiben konnte. Während Dr. Elias ihr Gehirn im MRT beobachtete, richtete er einen Strahl hochfrequenter Schallenergie auf das geschädigte Gehirnareal. Der Vorgang dauerte weniger als eine Minute. Etwa zehn Minuten später wurde die Frau aufgefordert, ihren Namen zu schreiben, und ihre Schrift war schön und gut lesbar.

Jeder chirurgische Eingriff zur Behebung des Zitterns dieser Frau wäre umfangreich gewesen, und die Genesung hätte bis zu sechs Monate in Anspruch genommen. Im Gegensatz dazu war die Ultraschallbehandlung kurz und nichtinvasiv gewesen, und die Frau war quasi sofort geheilt. Es war wirklich verblüffend. Der Reporter fragte Dr. Elias, ob weitere Krankheiten mit Schall geheilt werden könnten. Dr. Elias antwortete, dass es viele Möglichkeiten gebe. Besonders bedeutsam ist, dass die Arbeiten von Professor Holland und Dr. Elias gefilmt wurden, und somit die Macht des Schalls zu heilen und zu transformieren zweifelsfrei bestätigt wurde.

In den Jahren, in denen wir gemeinsam mit der Kraft des Schalls gearbeitet haben, haben wir unglaubliche Dinge erlebt – Tumoren, die verschwanden, Knochenbrüche, die schnell heilten und unheilbare chronische Erkrankungen, bei welchen sich sogleich eine Besserung einstellte. Darüber hinaus haben wir viele außergewöhnliche Berichte von Menschen erhalten, die Techniken der Klangheilung mit überzeugenden Ergebnissen genutzt haben. Doch alle diese Geschichten stellen lediglich anekdotische Beweise dar. Ohne Dokumentation sind sie nur schwerlich zu glauben. Das ist der Grund, weshalb wir in unserem Buch zuerst die wissenschaftlichen Beweise der positiven Effekte des Summens hervorheben, die in namhaften Zeitschriften veröffentlicht und von qualifizierten Kollegen der Studienautoren überprüft wurden. Wir sehen der Zukunft freudig entgegen, in der weitere Belege für die Wirkung dieser hochfrequenten Klänge zur Verfügung stehen werden sowie eine neue Akzeptanz dafür entstehen wird, dass diese Schwingungen heilen können. Wir hoffen, dass dieses Buch dazu beitragen wird.

Amplitude

Wie bereits erwähnt, wird die Schallenergie durch ihre Schwingungsweite definiert. Die Amplitude ist schlicht die Lautstärke eines Klangs, die in Dezibel gemessen wird. Das menschliche Ohr kann ungeheuer empfindlich auf Klänge reagieren. Ein normales Gespräch misst etwa 70 Dezibel. Geflüsterte Worte liegen bei etwa 20 Dezibel.

Die Schallmenge, der wir ausgesetzt sind, ist in den vergangenen Jahrzehnten astronomisch angestiegen. Früher gab es kaum Geräusche von über 70 Dezibel. Wir hören 90 Dezibel oder mehr, wenn wir in einer lauten Fabrik stehen oder vor einem großen Orchester sitzen. Vor hundert Jahren waren die lautesten Geräusche, die die Menschen normalerweise hörten, die Kirchenorgel am Sonntagmorgen, der Donner bei einem Gewitter oder, wenn sie Pech hatten, der Lärm der Kriegskanonen.

Heutzutage ist es jedoch normal, dem Krach eines tief fliegenden Düsenjets ausgesetzt zu sein, der Schallwellen von 110 Dezibel und mehr erzeugt. Es wurde festgestellt, dass die Musik vieler Rockbands über 130 Dezibel hinausreicht. Inzwischen ist es fast außergewöhnlich, jemand ohne Kopfhörer oder Ohrstöpsel auf der Straße zu sehen, und leider können diese Geräte die Musik bei voll aufgedrehter Lautstärke mit über 120 Dezibel abspielen.

Der Grenzwert, ab dem unser Gehör durch den Schalldruck geschädigt wird, liegt bei etwa 120 Dezibel. Doch unsere Ohren beginnen erst ab mindestens 140 Dezibel zu schmerzen. Das heißt, wir können uns bei hohem Schalldruck noch immer wohlfühlen, während dieser unser Gehör bereits schädigt. Wir können also beispielsweise in einem Klub laute Musik mit 120 Dezibel hören, ohne Schmerzen zu spüren, und unser Gehör damit trotzdem schädigen. Möglicherweise setzt beim Hören von Musik in dieser Lautstärke bereits Hörverlust ein. Viele Menschen sind besorgt, dass wir es bald mit einer Generation von Hörgeschädigten zu tun haben werden.

Vom Hörverlust einmal abgesehen, laute Geräusche lösen in uns den „Kampf- oder Fluchtreflex“ aus, der in grauer Vorzeit wirklich sinnvoll war. Damals hörten wir das Knurren eines Säbelzahntigers und waren schon auf einem Baum, bevor uns wirklich klar wurde, was wir gehört hatten. Diese Reaktionen auf laute Geräusche waren in früheren Evolutionsphasen lebensrettend, doch die Reaktion unseres vegetativen Nervensystems ist bis heute unverändert geblieben. Laute Geräusche, sei es die Sirene eines Polizeiautos, das Martinshorn der Feuerwehr oder aber laute Musik, haben auf uns noch immer die gleiche Wirkung.

Einmal waren wir in Venice Beach in Kalifornien und amüsierten uns dabei, den vielen Straßenkünstlern zuzuschauen. Ein Mann, vor dem sich eine Zuschauerschar versammelt hatte, hielt einen 100-Dollar-Schein in die Höhe und erklärte, diesen jeder Person zu geben, die still stehen bleibe, nachdem er ihr die Augen verbunden habe. Er versprach, dass keinerlei Gefahr bestehe und er die Person nicht berühren werde. Ein junger Mann mit hohem Testosteronspiegel, offensichtlich ein Bodybuilder, trat als Freiwilliger vor. Der Straßenkünstler zeichnete mit Kreide einen Kreis um die Füße des jungen Mannes, dann verband er ihm die Augen. Wir wussten genau, was als Nächstes geschehen würde. Der Künstler nahm einen Luftballon und hielt ihn dem Bodybuilder ans Ohr. Dann zog er eine Nadel hervor und ließ den Ballon platzen. Der junge Muskelmann machte einen Satz von etwa einem Meter. Selbstverständlich bekam er die 100 Dollar nicht, aber das Ganze war ein hervorragendes Beispiel dafür, wie laute Geräusche auf uns wirken.

Die einzige Gefahr, die wir in Bezug auf die Nutzung akustischer Instrumente oder der Stimme sehen, besteht darin, dass der Ton so laut sein kann, dass er jemandem Schaden zufügen oder unser Gehör schädigen könnte. Es ist also wichtig, darauf hinzuweisen, dass wir es bei der Nutzung der Stimme oder anderer Instrumente, wenn sie nicht zu laut sind, nie mit irgendwelchen potenziell schädigenden Tönen zu tun hatten. Wir denken, dass Schädigungen möglich sind, aber dass dies nicht häufig vorkommt. Dennoch wollen wir Sie auf die Macht lauter Geräusche als wichtigen Aspekt der Schallphysik aufmerksam machen.

Ultraschall vs. hörbare Klänge

Für Ultraschallbehandlungen werden häufig extreme Hochfrequenzen eingesetzt, manchmal mit mehreren Hunderttausend Schwingungen pro Minute und extrem großer Amplitude (Lautstärke). Sie scheinen unsere Ohren nicht zu schädigen, möglicherweise weil sie weit über unserem Hörvermögen schwingen. Doch Schall, nicht nur im Ultraschallbereich, sondern auch im hörbaren Bereich, kann darüber hinaus genutzt werden, um schädliche Zellen, wie zum Beispiel Krebszellen, ins Visier zu nehmen und zu zerstören. Unser Kollege Fabien Maman, ein französischer Wissenschaftler, Akupunkteur und Klangheiler, verwendete für die Feststellung, wie Klänge sich auf Krebszellen auswirken, ein Xylophon. Er begann mit der Note C und ging dann die chromatische Tonleiter hinauf (C, Cis, D, Dis, E, F, Fis, G, Gis, A, Ais, H und C – alle Noten innerhalb einer Oktave). Er schlug einen Ton an, ließ ihn erklingen, wartete eine Minute und schlug dann den nächsthöheren an. Laut Maman waren die Krebszellen, die auf einem Träger unter dem Mikroskop lagen, starrer als die sie umgebenden gesunden Zellen. Als die Xylophontöne höher und höher wurden, begannen die Krebszellen zu reagieren, sie fingen an, ihre Form zu verändern, etwa bis zu den Noten Ais und H, dann platzten sie. Maman veröffentlichte in seinem Buch *The Tao of Sound* einige beeindruckende Fotografien seiner Arbeit.

Sowohl Maman als auch Dr. Holland nutzten Klänge, um Krebszellen ins Visier zu nehmen. Maman verwendete normale, hörbare Töne, Dr. Holland dagegen Ultraschall. In beiden Fällen wurden die Krebszellen zerstört, während die gesunden Zellen unversehrt blieben. Trotz der Tatsache, dass bei dem einen Experiment Frequenzen im hörbaren Bereich (16 Hz bis 16.000 Hz) genutzt wurden, beim anderen Frequenzen mit mehreren Hunderttausend Hz, war das Ergebnis dieser Verfahren sehr ähnlich.

Einer der Gründe, weshalb hörbare Klänge und Ultraschall derart in Resonanz sind, ist ein Phänomen der Schallphysik, das als „Oberton“ bekannt ist. Die meisten Menschen sind sich der Obertöne nicht bewusst, aber sie erleben diese täglich, weil die Obertöne ein integraler Bestandteil fast aller Klänge sind, die wir hören.

Die Untersuchung der Obertöne fällt gewöhnlich in das Gebiet eines fortgeschrittenen Studiums der Schallphysik. Darüber hinaus sind die Obertöne einer der mysteriösesten und komplexesten Aspekte des Schalls. Jonathan widmete sein erstes Buch mit dem Titel *Healing Sounds: The Power of Harmonics* diesem Thema. Die Informationen im folgenden Abschnitt stammen aus *Healing Sounds*.

Wenn wir klares Licht, beispielsweise Sonnenlicht sehen, dann sehen wir in Wahrheit ein Gemisch aus verschiedenfarbigen Lichtstrahlen, die das Lichtspektrum bilden. Doch sie verschmelzen miteinander und erzeugen das klare Licht des Sonnenlichts, das wir sehen. Wir können ein Prisma nehmen, es ins Sonnenlicht halten, und plötzlich erscheinen die Farben des Regenbogens. Durch ein Prisma sehen wir die Farben des Lichtspektrums. Diese verschiedenen Farben sind im Sonnenlicht alle vorhanden, aber sie sind miteinander verschmolzen und erzeugen das klare Licht, sodass wir ein Prisma oder irgendein anderes Gerät benötigen, um sie beobachten zu können.

Die Obertöne sind ein Aspekt der Klänge, die auf ähnliche Weise zusammenwirken und als die Klangfarben bezeichnet werden können. Wann immer in der Natur ein Klang erzeugt wird, wird gleichzeitig eine große Anzahl unterschiedlicher Frequenzen erzeugt, die miteinander verschmelzen. Die niedrigste erzeugte Frequenz wird die Grundfrequenz genannt. Sie ist die für uns hörbarste Frequenz. Sämtliche höheren Frequenzen werden als Obertöne beziehungsweise Oberschwingungen bezeichnet.

Oberschwingungen sind mathematische Vielfache der Grundfrequenz. Wenn wir eine Saite anschlagen, schwingt die Grundfrequenz dieser Saite zum Beispiel mit 100 Schwingungen pro Sekunde (Hz), doch zugleich erzeugt die Saite zahlreiche andere Schwingungen, und diese Vibrationen sind die Obertöne beziehungsweise Oberschwingungen dieser Saite. Die erste Oberschwingung schwingt mit der doppelten Geschwindigkeit der Grundfrequenz – in unserem Beispiel also mit 200 Hz. Die zweite Oberschwingung vibriert dreimal so schnell wie die Grundfrequenz – mit 300 Hz. Die nächste Oberschwingung schwingt viermal so schnell (400 Hz), die darauffolgende Oberschwingung schwingt fünfmal so schnell, also mit 500 Hz. Diese ganzzahligen Vielfachen der Grundfrequenz setzen sich fort – potenziell bis ins Unendliche.

Die Frequenz von 100 Hz, die wir im Beispiel der schwingenden Saite genutzt haben, wurde nur deshalb gewählt, um das mathematische System verständlicher zu machen. Jede denkbare Grundfrequenz kann Ausgang einer Obertonreihe sein. Und wie bereits erwähnt, erzeugt nicht nur eine schwingende Saite Oberschwingungen, sondern jeder von Instrumenten, unserer Stimme und in der Natur hervorgerufene Ton.

Wenn wir einen Klang hören, wie zum Beispiel eine einzelne Note, die auf einem Instrument gespielt wird, hören wir in Wahrheit eine Vielzahl von Tönen, die gleichzeitig erzeugt werden. In einem elektronischen Labor wurden die Oberschwingungen dreier Instrumente mithilfe von Spezialfiltern entfernt. Als man diese Instrumente ohne ihre Oberschwingungen spielen hörte, konnte man sie unmöglich auseinanderhalten. Doch unter normalen Umständen fällt es nicht schwer, zwischen einer Geige, einer Trompete und einem Klavier zu unterscheiden.

All die unterschiedlichen Klänge, die wir hören, sind das Ergebnis einer Vielzahl von Oberschwingungen, die miteinander verschmelzen. Das kann für alle, die sich dieses Phänomens nicht bewusst sind, ein echter „Ohröffner" sein. Es führt häufig dazu, dass Menschen genauer hinhören und Töne in Klängen wahrnehmen – wenn wir also anfangen, Oberschwingungen zu hören. Zwar sind alle Klänge, die in der Natur erzeugt werden, das Ergebnis der zahlreichen Schwingungsfrequenzen, die wir als Obertöne bezeichnen, doch es sind spezielle Oberschwingungen, die das „Timbre" beziehungsweise die Klangfarbe eines Tons hervorrufen. Das ist der Grund, weshalb zum Beispiel eine Geige wie eine Geige klingt, ein Klavier wie ein Klavier und eine Tuba wie eine Tuba. Die Oberschwingungen dieser Instrumente unterscheiden sich jeweils geringfügig. Die Oberschwingungen sind jedoch insofern gleich, als sie mathematische Vielfache der Basis- oder Grundfrequenz sind. Doch die Stärke jeder erzeugten Oberschwingung ist unterschiedlich, je nachdem, welches Instrument den Ton hervorruft. Die wichtigsten Oberschwingungen werden „Formanten" genannt, und sie sind für die Einzigartigkeit aller Klänge verantwortlich.

Ein weiterer Aspekt der Obertöne, auf den wir Sie aufmerksam machen wollen, ist, dass die Mathematik der Obertöne im ganzen Universum festgestellt werden kann. Die Obertöne entsprechen den allgemeinen Rahmenbedingungen, die für die Chemie, Physik, Kristallografie, Astronomie, Architektur, Elementanalyse, Botanik und für andere Naturwissenschaften gelten. Die im Periodensystem der Elemente dargestellte Beziehung ähnelt der Oberschwingungsstruktur in der Musik ebenso wie die Abstände zwischen den Planeten.

Wir alle haben wahrscheinlich schon einmal erlebt, dass ein Auto vorbeifuhr, in dem so tiefe Bässe gespielt wurden, dass einige Gegenstände im Haus zu wackeln begannen. Das ist ein Beispiel für die mitschwingenden Resonanzen von Klängen, die durch die Obertöne hervorgerufen werden.

Gewöhnlich hören wir in etwa die ersten fünfzehn Oberschwingungen. Doch sie multiplizieren sich weiter, schneller und schneller und erzeugen Klänge, die über unser Hörvermögen hinausreichen. Das ist einer der Gründe, weshalb Klänge im hörbaren Bereich in der Ultraschallbandbreite schwingen können und umgekehrt. Dank der Obertöne können hörbare Klänge sowohl im Infraschall- als auch im Ultraschallbereich wohltuend mitschwingen und wirken.

Dr. Robert Becker von der Cornell University experimentierte mit der Nutzung von elektrischen Frequenzen für die Heilung, und er berichtete in seinem 1985 erschienenen Buch *The Body Electric* über seine Forschungsergebnisse. Er vertrat die Meinung, dass elektrische Frequenzen umso wirkungsvoller sind, je niedriger die angewendete Stromstärke ist. Wir denken, dass das Gleiche für Klänge gelten könnte. Wenn Menschen sich der Macht der Klänge bewusst werden, sind sie häufig ganz begeistert und überzeugt, dass „mehr" besser und „lauter" besser ist. Unserer Ansicht nach ist beides weder begründet noch zutreffend. Mamans Arbeit mit Klängen liefert Beweise für unser Vertrauen in die Heilkraft der Klänge im hörbaren alltäglichen Bereich des menschlichen Hörvermögens.

Bevor wir dieses Kapitel beenden, wollen wir Ihre Aufmerksamkeit auf eine interessante Aussage lenken, die seit rund dreißig Jahren kursiert. Sie stammt aus einem 1988 in der *New York Times* erschienenen Artikel über die Anwendung von Ultraschall, in diesem Fall von konzentrierten Ultraschallstrahlen, in dem es hieß: „Der Strahl kann Moleküle bilden, aufbrechen und umgestalten, die kristalline Struktur von Materie kontrollieren und Objekte und Flüssigkeitstropfen sogar schweben lassen."[13] Wie unsere Arbeiten und die anderer Forscher gezeigt haben, gilt diese Feststellung nicht nur für den Ultraschall; sie könnte auch auf hörbare Klänge und insbesondere auf das Summen übertragbar sein. Wir setzen unsere Untersuchungen fort, und es mehren sich die Beweise für diese Hypothese. Unterdessen zitieren wir häufig diesen Satz aus der *Times*, wenn wir gefragt werden, welche Krankheiten wohl mithilfe von Klängen geheilt werden können, und dann fragen wir: Wenn Klänge Moleküle bilden, aufbrechen und umgestalten können, welche Krankheiten sollten dann durch die Nutzung von Klängen nicht geheilt oder verändert werden können?

Kapitel 3: Atmung und Klänge

Ohne Atmung gibt es keine Klänge. Dr. Andrew Weil, ein Experte für ganzheitliche Medizin, war einmal Gast in der Dr.-Oz-Show, und Dr. Oz fragte ihn, was er für das Wichtigste halte, das die Menschen zur Verbesserung ihrer Gesundheit tun könnten. Dr. Weil antwortete mit einem Wort: „Atmen!“ Dem stimmen wir zu. Und wir möchten hinzufügen: „Summen Sie!“

Bitte halten Sie für einen Moment inne, und atmen Sie langsam und tief ein. Halten Sie die Luft ein paar Sekunden an, und atmen Sie dann langsam aus. Vielleicht möchten Sie dies ein paarmal wiederholen. Dabei beobachten Sie sich und stellen mögliche Veränderungen fest.

Zahlreiche Studien haben belegt, dass das tiefe Atmen, selbst wenn es nur ein paar Atemzüge sind, eine spürbare positive Wirkung auf den Körper haben kann: Ihre Herzschlagfrequenz verringert sich, Ihr Blutdruck sinkt, und Sie fühlen sich entspannter, gelassener und konzentrierter. Wenn Sie das bewusste Atmen mit dem Summen kombinieren, verstärken Sie diese Entspannungsreaktion und reduzieren Ihre Stressbelastung deutlich.

Pranayama, die Wissenschaft der Atmung

Die Wissenschaft der Atmung war schon immer Thema vieler großartiger Vorträge. Zahlreiche Bücher wurden über dieses Thema veröffentlicht. Sie ist Schwerpunkt einiger Yogatraditionen und Grundlage esoterischer Übungen für Körper, Geist und Seele. In vielen spirituellen Traditionen gilt die Atmung als heilig. In der hinduistischen Tradition wird diese Energie „prana" genannt. In Asien heißt sie „chi" oder „qi". Im Hebräischen hat das Wort für Atmung, „ruach", auch die Bedeutung „Geist". Wilhelm Reich, ein Schüler von Sigmund Freud, hielt den Atem für eine Hauptenergiequelle, die er als „Orgon" bezeichnete und deren Kraft er viele Jahre lang untersuchte. Diese Energie hat in den verschiedenen Kulturen, Ländern und spirituellen Schulen viele verschiedene Namen. Doch es handelt sich um das Gleiche. Es geht um die Lebensenergie – die Energie der Atmung.

In der hinduistischen Tradition des Pranayama wird die Atmung als Quelle des „prana“, der Lebensenergie, betrachtet. Wenn Sie einatmen, nimmt Ihr Körper eine Ladung dieser Energie auf. Während Sie die Luft anhalten, verarbeitet Ihr Körper diese Energie. Bei der Ausatmung gibt Ihr Körper diese Energieladung wieder ab. Das ist natürlich eine vereinfachte Darstellung des Pranayama. Aber obwohl der Pranayama einfach ist, ist er tief greifend, denn Energie-Mediziner wissen, dass wir, wenn wir unser Bewusstsein auf die Macht der Atmung konzentrieren, unseren energetischen Körper regulieren und verändern können. (In Kapitel 7 werden wir eine Technik namens Bhramari Pranayama vorstellen, die eine tiefe Atmung mit dem Summen verbindet.)

Was die richtige Art der Atmung anbelangt, so gibt es viele verschiedene Lehrmeinungen. Manche Forscher sind der Meinung, die richtige Atmung erfolge nur durch die Nase, während andere die Ansicht vertreten, sie solle stets durch den Mund stattfinden. Manche Wissenschaftler empfehlen, vier Sekunden lang einzuatmen, die Luft vier Sekunden anzuhalten und sie dann vier Sekunden lang auszuatmen. Andere sind der Meinung, die beste Methode sei, acht Sekunden einzuatmen, die Luft acht Sekunden anzuhalten und acht Sekunden auszuatmen. Es gibt unzählige Variationen. Wir halten es jedoch für wichtig, dass Sie langsame und tiefe Atemzüge nehmen, und zwar auf eine Weise, die Ihnen angenehm ist.

Ohne Atmung können wir keine Töne hervorbringen. Sei es ein Summen, Seufzen oder ein gesprochenes Wort: Töne können wir nur dank unserer Atmung erzeugen. Bevor wir auf das Summen zu sprechen kommen, wollen wir sicherstellen, dass Sie so tief und effektiv wie möglich atmen können. Die Nutzung verschiedener Atemtechniken – wie zum

Beispiel der Zwerchfellatmung – zur Unterstützung unserer Töne kann sehr hilfreich sein, wenn wir beginnen, mit unseren selbst erzeugten Klängen zu arbeiten.

Zwerchfellatmung

Ob Sie nun durch die Nase oder den Mund atmen, wir empfehlen Ihnen, die Zwerchfellatmung zu üben, das heißt in Ihr Zwerchfell zu atmen. Das Zwerchfell befindet sich unmittelbar unterhalb Ihres Brustkorbs. Wenn Sie in Ihr Zwerchfell atmen, sollten Sie spüren, dass sich Ihr Brustkorb und Ihr Bauch ausdehnen. Diese Atemtechnik stellt sicher, dass Ihre Lunge beim Einatmen tatsächlich bis zu ihrem Fassungsvermögen gefüllt wird.

Die Zwerchfellatmung ist übrigens eine sehr natürliche Atemweise. Wenn Sie beobachten, wie Säuglinge atmen, werden Sie erkennen, dass sie genau diese Methode nutzen; ihre Bäuchlein heben sich und entspannen sich dann langsam wieder. Wenn Sie derzeit nicht gewohnt sind, auf diese Weise zu atmen, sollten Sie sich daran erinnern, dass Sie früher so geatmet haben, und es leicht wieder erlernen können.

Vor vielen Jahren kam am Ende eines unserer ersten Intensivworkshops zum Thema heilende Klänge ein Teilnehmer auf Jonathan zu. Es handelte sich um ein neuntägiges Training, das wir neunundzwanzig Jahre lang in Colorado anboten, um den Teilnehmern fast alles beizubringen, was man über die Klangheilung wissen möchte, von der Psychoakustik über Mantras bis hin zu Stimmgabeln.

„Mr. Goldman“, sagte dieser Mann, „ich belästige Sie nur ungern, aber dürfte ich Sie etwas fragen?“

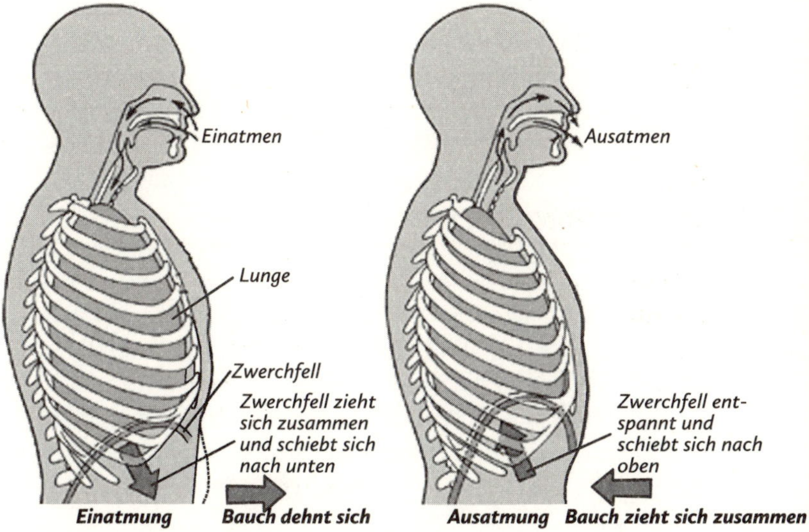

Abb. 3.1 *Bei der Zwerchfellatmung dehnt sich Ihr Bauch beim Einatmen aus und zieht sich beim Ausatmen wieder zusammen.*

Jonathan hielt in dem, was er gerade machte, inne und nickte. „Selbstverständlich", antwortete er. „Wie kann ich Ihnen helfen?"

„Naja, ich scheine einen Ton einfach nicht so halten zu können wie alle anderen", antwortete er.

Jonathan forderte ihn auf, einzuatmen und die Luft dann mit einem Ton wieder auszuatmen. Er sah, dass der Mann nur einen sehr flachen Atemzug nahm. Seine Schultern hoben sich, aber sein Bauch blieb unverändert, was darauf hinwies, dass sich nur der obere Teil der Lunge mit Luft gefüllt hatte. Deshalb brachte Jonathan ihm in den folgenden Minuten bei, die Zwerchfellatmung zu nutzen und wirklich tief einzuatmen. Danach konnte der Mann einen Ton hervorbringen und ebenso lange halten wie die anderen Kursteilnehmer.

Dieser Zwischenfall brachte für uns die erstaunliche Erkenntnis, dass etwas so Natürliches und Einfaches wie das Atmen unterrichtet werden musste. Wir waren davon ausgegangen, dass jeder – insbesondere Menschen, die mit Klängen arbeiteten – die Zwerchfellatmung beherrschen würde. Inzwischen stellen wir sicher, dass wir zu Beginn jedes Workshops den Teilnehmern die Zwerchfellatmung vermitteln. Und wir halten es für eine gute Sache, sie jetzt mit Ihnen zu üben.

Zwerchfellatmung

Viele von Ihnen erinnern sich vielleicht ebenso wie wir, dass Ihnen in der Schule beigebracht wurde, wie Sie atmen sollen, nämlich mit hochgezogenen Schultern, während der Bauch und Brustkorb unverändert bleiben und sich nicht bewegen. Eine solche Atmung ist hinsichtlich der Nutzung Ihrer Lungenkapazität nicht effektiv. Wenn Sie einen tiefen Atemzug nehmen und feststellen, dass sich Ihre Schultern heben, dann machen Sie aller Wahrscheinlichkeit nach keine Zwerchfellatmung. Darüber hinaus spüren Sie vielleicht, dass Sie angespannt sind. In diesem Fall könnte es nützlich sein, die Zwerchfellatmung zu üben.

- → *Legen Sie sich auf dem Boden auf den Rücken und die Hand auf Ihren Bauch.*
- → *Atmen Sie ein, konzentrieren Sie sich darauf, die Luft in den untersten Teil Ihrer Lunge und Ihres Bauchs aufzunehmen. Stellen Sie sich vor, Ihr Unterleib wäre ein Ballon, den Sie langsam aufblasen. Spüren Sie, wie sich Ihr Bauch beim Einatmen hebt.*
- → *Atmen Sie aus, spüren Sie, wie Ihr Bauch sich senkt und entspannt, während die Luft aus Ihrer Lunge entweicht.*
- → *Wiederholen Sie dies, bis diese Art der Atmung beginnt, sich natürlich anzufühlen.*

Gratulation! Sie haben die Zwerchfellatmung geübt. Wenn Sie auf diese Weise atmen, vergrößern Sie die Sauerstoffzufuhr in Ihren Blutkreislauf und versorgen Ihre Organe mit mehr Energie. Falls Sie Interesse haben, mehr über die Atmung zu erfahren und wie man sie in Verbindung mit bewusster Intention nutzt, wollen wir Sie darauf hinweisen, dass eine ganze Reihe von Büchern zu diesem Thema erhältlich ist, wie zum Beispiel *Bewusst atmen* von Gay Hendricks.

Das Intonieren: Übung mit selbst erzeugten Klängen

Das Intonieren beschreibt die Übung, ausgedehnte Klänge wie *Om* oder *Ah* zu erzeugen. Das Summen gilt als eine Art des Intonierens. Es wird häufig mit der Absicht durchgeführt, zu heilen oder in einen tiefen Bewusstseinszustand einzutreten.

Zwar konzentrieren wir uns in diesem Buch auf das Summen, doch das Intonieren mit lang gedehnten Vokalen stellt eine der einfachsten Methoden dar, um spüren zu lernen, wie selbst erzeugte Klänge in verschiedenen Teilen Ihres Körpers schwingen können. Menschen, die mit dem Summen gerade erst begonnen haben, stellen vielleicht fest, dass sie die Schwingungen nur im Halsbereich wahrnehmen. Doch mit einiger Übung wird das Intonieren Ihnen helfen, sich bewusst zu machen, wie Sie verschiedene Teile Ihres Körpers mit den Schwingungen unterschiedlicher selbst erzeugter Klänge anvisieren können.

Bitte hören Sie sich Track 1 und 2 der Übungs-Audiotracks an.

Intonierungsübung

Für die Intonierungsübung verwenden wir drei einfache Vokale:

„ooo" (wie im Wort Boot)
„ah" (wie im Wort Amen)
„iii" (wie im Wort Lied)

→ *Suchen Sie sich einen Platz, an dem Sie ungehindert und ungestört Töne von sich geben können.*
→ *Setzen Sie sich mit aufrechtem Rücken hin, und achten Sie darauf, sich nicht nach vorn zu beugen.*
→ *Beginnen Sie jede Intonierungsübung mit ein paar langsamen, tiefen Atemzügen ins Zwerchfell, wodurch Sie Stress und Anspannung in Ihrem Körper lösen.*

Der Ton „Ooo"

Der Vokal „Ooo", die erste Intonierungssequenz, ist ein tiefer Ton mit sehr feinen Schwingungen. Es könnte durchaus einige Zeit in Anspruch nehmen und Übung erfordern, bis Sie diese Schwingungen spüren.

→ *Schließen Sie die Augen. Konzentrieren Sie sich auf Ihre Atmung. Nehmen Sie langsam drei tiefe Atemzüge, und spüren Sie, wie Ihr Körper sich entspannt.*
→ *Erzeugen Sie das tiefste „Ooo", das Sie hervorbringen können. Erzeugen Sie diesen Ton dreimal.*
→ *Während Sie dieses „Ooo" erzeugen, achten Sie darauf, dass der Ton nicht nur in Ihrem Hals schwingt, sondern auch im unteren Teil Ihres Körpers, insbesondere in und unterhalb Ihres Bauchraums.*
(Falls Sie Schwierigkeiten haben, die Schwingungen zu spüren, legen Sie die Hände locker auf Ihren Unterbauch.)

Der Ton „Ah“

Der zweite Ton dieser Sequenz ist der mittlere Ton „Ah“.

- *Schließen Sie die Augen. Konzentrieren Sie sich auf Ihre Atmung. Nehmen Sie langsam drei tiefe Atemzüge, und spüren Sie, wie Ihr Körper sich entspannt.*
- *Erzeugen Sie den mittleren Ton „Ah“. Erzeugen Sie diesen Ton dreimal.*
- *Während Sie dieses „Ah“ erzeugen, achten Sie darauf, dass dieser Ton nicht nur in Ihrem Hals schwingt, sondern auch in Ihrem oberen Brustraum. (Falls Sie Schwierigkeiten haben, die Schwingungen zu spüren, legen Sie die Hände locker auf Ihren oberen Brustkorb.)*

Der Ton „Iii“

Der letzte Ton dieser Sequenz ist das höchste „Iii“, das Sie problemlos hervorbringen können.

- *Schließen Sie die Augen. Konzentrieren Sie sich auf Ihre Atmung. Nehmen Sie langsam drei tiefe Atemzüge, und spüren Sie, wie Ihr Körper sich entspannt.*
- *Erzeugen Sie das höchste „Iii“, das Sie problemlos hervorbringen können. Erzeugen Sie es dreimal.*
- *Während Sie das „Iii“ erzeugen, achten Sie darauf, dass der Ton nicht nur in Ihrem Hals schwingt, sondern auch in Ihrem Oberkopf. (Falls Sie Schwierigkeiten haben, die Schwingungen zu spüren, legen Sie die Hände locker auf Ihren Oberkopf.)*

Nachdem Sie diese drei Töne erzeugt haben, nehmen Sie sich einen Augenblick Zeit, um darauf zu achten, wie Sie sich fühlen, und merken Sie sich, was Sie gespürt haben. Konnten Sie spüren, wie die Töne in den verschiedenen Körperteilen mitschwangen? Fühlen

Sie sich jetzt entspannter? Ausgeglichener? War diese Übung für Sie leicht oder anstrengend? Wir sind der Meinung, dass es hilfreich ist, Tagebuch über unsere Erfahrungen zu führen – das heißt zu notieren, was wir gemacht haben, wie wir uns dabei fühlten und wie die Übung gewirkt hat –, und wir schlagen Ihnen deshalb vor, Stift und Papier bereitzulegen, damit Sie sich Ihre Erfahrungen mit den Tönen aufschreiben können.

Falls Sie Schwierigkeiten haben, die Resonanz dieser Töne zu spüren, versuchen Sie es später noch einmal. Je mehr man mit Klängen experimentiert, desto einfacher wird es, sie wahrzunehmen. Sie sind selbst Ihr bestes Labor, und es ist häufig sehr nützlich, wenn Sie während Ihrer „Laborarbeit" Ihre „Experimente" wiederholen und die Ergebnisse in einem Tagebuch notieren.

Vom Ton „Ah" zum „Iii"

Eine Zusatzübung, die Sie vielleicht genießen werden, besteht darin, von einem Vokal zum anderen zu wechseln und die Veränderung der Resonanz im Körper zu spüren.

- → *Schließen Sie die Augen. Konzentrieren Sie sich auf Ihre Atmung. Nehmen Sie langsam drei tiefe Atemzüge, und spüren Sie, wie Ihr Körper sich entspannt.*
- → *Legen Sie eine Hand auf Ihre Brust, die andere auf Ihren Oberkopf.*
- → *Erzeugen Sie den mittleren Ton „Ah", und wechseln Sie mit dem gleichen Atemzug zum höchsten „Iii", das Sie problemlos hervorbringen können. Spüren Sie, wie sich die Resonanz in Ihrem Körper verändert.*
- → *Wiederholen Sie die Übung mehrmals.*

Bitte bedenken Sie, dass die Erfahrung, dass verschiedene Töne verschiedene Teile Ihres Körpers in Schwingung versetzen, keine Einbildung ist. Dies findet tatsächlich statt. Profisänger – insbesondere Sänger mit klassischer Gesangsausbildung – sprechen sogar davon, eine Kopf- und eine Körperstimme zu haben. Es handelt sich um ein reales Phänomen, und wir sind sicher, dass Sie es erleben und genießen werden. Es kann Ihr Bewusstsein erweitern und zu einem besseren Verständnis der Macht der Klänge führen.

Kapitel 4: Unsere Gedanken sind von Bedeutung

Der Schall ist eine außergewöhnlich machtvolle Energie. Wie wir in den vorangegangenen Kapiteln geschildert haben, ist er in der Lage, die Ausschüttung von Hormonen zu stimulieren, Stressreaktionen zu verringern und zur Entspannung zu führen, in den Körper einzudringen und auf Zellebene auf uns einzuwirken, die Molekularstruktur umzugestalten und Materie selbst zu formen. Die Menschen in uralten Kulturen glaubten, dass der Schall eine fundamentale Kraft der Schöpfung ist, und vielleicht hatten sie recht. Die Wissenschaftler von heute sagen uns, dass alles Schwingung ist – alles ist Schall!

Jetzt möchten wir auf ein entscheidendes Element zu sprechen kommen, das die Macht der von uns selbst erzeugten Klänge zu verstärken scheint. Wie wir inzwischen wissen, sind Frequenzen die Wellenlängen, mit denen verschiedene Objekte schwingen. Es heißt, dass jedes Objekt seine eigene Resonanzfrequenz besitzt (beziehungsweise Resonanzfrequenzen, wie manche Wissenschaftler glauben), und die Verstärkung dieser natürlichen Resonanz im Körper ist ein wichtiger Bestandteil der therapeutischen und transformierenden Anwendung von Klängen. Es scheint eine weitere Komponente zu geben, die ebenso wichtig, wenn nicht sogar noch wichtiger ist: die Intention. Es hat den Anschein, dass unsere Intentionen (beziehungsweise unsere Gedanken, Einstellungen, Gefühle oder Absichten) auf die Klänge, die wir erzeugen, übertragen werden können, um ihre Wirkung zu verstärken. Das wollen wir näher erklären.

Der Placeboeffekt

Das Wort Placebo stammt aus dem Lateinischen und bedeutet „ich werde gefallen". Man spricht von Placeboeffekt, wenn ein Patient nach einer Behandlung eine Verbesserung feststellt, die gar nicht auf eine bestimmte Behandlung zurückzuführen ist. Als vereinfachtes Beispiel kann eine klinische Studie über ein neues Medikament herangezogen werden. Die Studienteilnehmer werden, ohne ihr Wissen, in zwei Gruppen aufgeteilt. Eine Gruppe erhält das Medikament, die andere bekommt ein Placebo verabreicht – eine Tablette, die wie das Medikament aussieht, aber keinerlei Wirkstoffe enthält. Beide Gruppen werden über die positiven Wirkungen des Medikaments informiert. Erstaunlicherweise werden einige Probanden in der Placebogruppe diese positiven Wirkungen feststellen, obwohl sie das echte Medikament gar nicht eingenommen haben. Ihre Überzeugung wird so wirkungsvoll sein, dass sie ihren Körper beeinflussen wird. Das ist der Placeboeffekt.

Anstatt die immensen Auswirkungen des Phänomens zu untersuchen, haben Wissenschaftler den Placeboeffekt lange Zeit weitgehend ignoriert und ihn lediglich für einen Faktor gehalten, den sie in ihren Studien unberücksichtigt lassen oder vernachlässigen konnten. So war es jedenfalls bis vor etwa zehn Jahren, als die Wissenschaftler begannen, die Bedeutung dieses Effekts im Hinblick auf die Verbindung zwischen Körper und Geist zu erkennen.

Inzwischen wird der Placeboeffekt – die Macht unserer Einstellungen, dramatisch auf den Körper einzuwirken und ihn zu beeinflussen – gründlich untersucht. Wissenschaftlern, Ärzten, Forschern und Heilkundigen ist inzwischen klar geworden, dass der Glaube vieler Menschen die Heilung verstärkt und beschleunigt. Was einst als lästiger Faktor abgetan wurde, den man bei klinischen Studien zu umgehen hatte, um die Wirksamkeit einer Behandlung akkurat zu beurteilen, wird heute ernsthaft als wirkungsvolle Zugabe beziehungsweise als unterstützender Faktor für die Behandlung betrachtet.

Diese neue Entwicklung trägt dazu bei, die bereits erwähnte wichtige Komponente der Klangheilung zu bestätigen: die Intention.

Universität Lesley

Wir bitten Sie jetzt höflich, in unsere Zeitmaschine zu steigen und mit uns in die Mitte der 1980er-Jahre zu reisen, als Jonathan an der Lesley University in Cambridge, Massachusetts, seine Masterarbeit schrieb, die sich auf die therapeutische Nutzung von Klängen als Heilmethode befasste. Er hatte Systeme für die Anwendung von Klängen zur Heilung erfasst und miteinander verglichen, und er arbeitete an einem Buch, das auf seinen Forschungsergebnissen basierte.

Bei vielen dieser Klangheilungssysteme ging es darum, die Energiezentren unseres Körpers, auch Chakren genannt, mithilfe von Klängen in Schwingung zu versetzen, und einige Systeme bezogen sich darauf, die Organe mithilfe von Klängen schwingen zu lassen. Jonathan hatte dieses Forschungsmaterial über einen Zeitraum von fast zehn Jahren zusammengetragen und eine umfangreiche Dokumentation über Hunderte Systeme von verschiedenen Wissenschaftlern und spirituellen Meistern angelegt. Das Problem bestand darin, dass die meisten dieser Systeme trotz ihrer Behauptungen, erfolgreich zu sein, nicht miteinander korrelierten beziehungsweise übereinstimmten. So nutzte zum Beispiel ein spiritueller Meister A ein spezifisches Mantra für ein bestimmtes Chakra, und der spirituelle Meister B verwendete ein ganz anderes Mantra für dasselbe Chakra, und beide berichteten von den gleichen positiven Ergebnissen. Oder aber sie nutzten das gleiche Mantra für unterschiedliche Chakren und erzielten dennoch dieselben Resultate. Ähnliche Probleme gab es bei den Wissenschaftlern, die so freundlich waren, von ihren Arbeiten zu berichten. Dr. X verwendete eine bestimmte Frequenz für ein Organ, während Dr. Y eine ganz andere Frequenz für das gleiche Organ einsetzte, und dennoch gelangten sie zu den gleichen positiven Ergebnissen.

Jonathan stammt aus einer Ärztefamilie – sein Großvater, sein Vater und sein Bruder waren oder sind allesamt Ärzte –, und zur Zeit seiner Recherchen dominierte seine linke Gehirnhälfte, das heißt er konzentrierte sich mehr auf die Logik, als sich von seiner Intuition leiten zu lassen. Deshalb geriet er, als er die Diskrepanzen zwischen all diesen verschiedenen Systemen untersuchte, in einen Zustand intellektueller Verunsicherung. Wie war es möglich, dass diese verschiedenen Systeme zu den gleichen positiven Resultaten führten, obwohl sie nicht übereinstimmten? Zwischen ihnen gab es zu viele Abweichungen. Das ergab keinen Sinn.

Eine lebensverändernde Erkenntnis

Jonathan erinnert sich, dass er vor seinem Computer saß (das ist so lange her, dass er noch mit dem alten DOS-Betriebssystem gearbeitet hat) und herauszufinden versuchte, wie all diese verschiedenen Systeme, die Klänge zur Heilung nutzten, nebeneinander bestehen konnten. Er konnte einfach nicht verstehen, weshalb sie so unterschiedlich sein konnten und dennoch alle funktionierten und Heilerfolge verzeichneten. Zutiefst verzweifelt stützte er den Kopf auf die Hände.

Plötzlich kam Jonathan ein weiser Gedanke in den Sinn: „Es ist nicht nur die Frequenz des Klangs, die die Wirkung erzielt, es ist auch die Absicht der Person, die die Klänge erzeugt und erhält, die zum Ergebnis führt." Er schlug die Augen auf und begann die Wörter „Frequenz + Intention = Heilung" zu tippen. Diese Wörter tauchten ebenso in seinem ersten Buch, *Heilende Klänge*, auf, wie die logische Schlussfolgerung: „Vokalisation + Visualisierung = Manifestation". Später dachte er sich noch weitere Varianten aus, wie zum

Beispiel „Klang + Glaube = Ergebnis“ und „Schwingung + Gefühl = Kreation“.

Was genau ist Intention? Unserer Meinung nach ist es das Bewusstsein (beziehungsweise unsere Gedanken, Gefühle oder Visualisierungen), die wir in die Klänge, die wir erzeugen, encodieren. Im Übrigen verschlüsseln wir, ob wir uns dessen bewusst sind oder nicht, unsere Äußerungen ständig mit unseren Intentionen. Ganz gewiss hat schon einmal jemand zu Ihnen gesagt: „Ich hab dich lieb“. Die Intention hinter dieser Aussage ist ganz unterschiedlich, je nachdem, ob ein Partner, ein Geschwisterkind, ein Freund oder vielleicht sogar jemand dies sagt, der sich gerade über Sie geärgert hat. Denken Sie darüber nach. Die Wörter (der Klang, die Schwingung, Frequenz oder wie immer Sie es auch bezeichnen wollen) können die gleichen sein, aber die Energie hinter den Wörtern (die Absicht, das Gefühl, die Visualisierung oder was auch immer) ist ganz verschieden. Und aufgrund dieser Kodierung ist auch die Wirkung der Gesamtheit des Klangs völlig unterschiedlich.

Nachdem wir viele Jahre auf dem Gebiet der Klangheilung gearbeitet haben, haben wir herausgefunden, dass die ursprüngliche Formel, „Frequenz + Intention = Heilung“, einer der wichtigsten Aspekte des heilenden Charakters von Klängen sein könnte.

Damals, zur Zeit von Jonathans Recherchen, war das Konzept der „Intention“ buchstäblich beispiellos – insbesondere in der Welt der Wissenschaft. Sie können den Begriff durch viele andere Wörter ersetzen – Visualisierung, Glaube, Gefühl, Absicht –, doch kein Wort trifft es ganz, weil es sich im Grunde um das Bewusstsein derjenigen handelt, die die Klänge erzeugen und empfangen. Und das ist im Hinblick auf die Wirkung des Klangs so wichtig. Damals wurde das Konzept, dass unsere Gedanken sich irgendwie auf Klänge übertragen und Einfluss nehmen könnten, von Wissenschaftskreisen nicht ernst genommen. Das hat sich jedoch geändert. Inzwischen gibt es im Fernsehen Sondersendungen zum Thema Intention, und es sind von renommierten Autoren aus der Welt der Wissenschaft und der Medizin zahlreiche Bücher auf dem Markt.

Fotografien von Wasserkristallen

Eine der verblüffendsten visuellen Darstellungen der Intention lieferte Dr. Masaru Emoto, ein japanischer Wissenschaftler, der Wasser mit einem speziellen „Dunkelfeldmikroskop" fotografierte – dieses ermöglichte, ein Objekt als helles Bild vor einem dunklen Hintergrund erscheinen zu lassen. Dr. Emoto setzte Wasser verschiedenen Einflüssen aus, von physikalischen Verunreinigungen, wie zum Beispiel Chemikalien, bis zu immaterielleren Faktoren, wie Musik oder Gebeten. Dann ließ er das Wasser gefrieren und fotografierte die entstandenen Eiskristalle.

Erstaunlicherweise stellte Dr. Emoto fest, dass die Intention eine starke Wirkung auf die Struktur der Eiskristalle hatte. So füllte er beispielsweise eine Reihe von Gefäßen mit Wasser und beschriftete jedes Gefäß mit verschiedenen Wörtern und Ausdrücken. Er beobachtete, dass sich das Wasser in Gefäßen, die mit positiven Wörtern etikettiert waren, zum Beispiel mit „Liebe", „Danke" oder „Wertschätzung", beim Gefriervorgang in schöne geometrisch geformte, schneeflockenartige Kristalle verwandelte. Wörter mit negativer Aussage, beispielsweise „Ich hasse dich!", zeigten nach dem Gefriervorgang schlammähnliche Strukturen.

Die vielleicht aussagekräftigsten Bilder sind zwei Fotografien von Wasser aus dem See Fujiwara Dam in Japan. Das Wasser war stark verschmutzt und sah auf dem Foto wie Schlamm aus. Dr. Emoto bat einen spirituellen Meister, etwa zwanzig Minuten lang über diesem Wasser zu singen und zu beten, dann fror er es ein und fotografierte es erneut. Das Bild sah aus wie eine schöne perfekt geometrische Schneeflocke. Diese Fotografien demonstrieren auf fantastische Weise die kombinierte Kraft von Klang und Intention.[14]

Die statistischen Angaben variieren zwar etwas, doch unser Körper besteht zu etwa 70 bis 90 Prozent aus Wasser. Handelt es sich nicht um eine plausible Demonstration unserer Formel „Frequenz + Intention = Heilung“, wenn ein gesungenes Gebet (das unserer Ansicht nach nichts anderes ist als positiver Klang mit Intention) die schlammähnliche Eigenschaft von umweltverschmutztem Wasser in die kristalline Schönheit klaren Wassers verwandeln kann?

Good Vibrations

Wir haben am Beginn dieses Kapitels vom Placeboeffekt und der Macht der persönlichen Einstellungen gesprochen. Inzwischen gibt es viele Wissenschaftler, die mit Blick auf die Bestätigung des Placeboeffekts hervorragende Arbeit leisten. Einer der einflussreichsten Forscher auf diesem Gebiet ist Dr. Bruce Lipton. Sein bahnbrechendes Buch *Biology of Belief* ist eines der wichtigsten Werke in Bezug auf die Bedeutung der Einstellung.

Dr. Lipton beschreibt eine Studie mit einer Gruppe von Patienten, die für eine arthroskopische Knieoperation, einen Eingriff, durch den Schmerzen im Knie verringert werden sollen, an einen Chirurgen überwiesen wurden. Doch bei diesem Experiment wurde nur bei der Hälfte der Patienten die Operation tatsächlich durchgeführt; bei der anderen Hälfte wurde an der betreffenden Stelle am Knie ein Schnitt gemacht und dieser dann wieder zugenäht, damit es so aussah, als hätte die Operation tatsächlich stattgefunden, obwohl das nicht der Fall war. Es stellte sich heraus, dass beide Gruppen über die gleichen Heilerfolge und Schmerzlinderung berichteten. Hier handelt es sich um ein bemerkenswertes Beispiel des Placeboeffekts: Bei denjenigen, die lediglich glaubten, am Knie operiert worden zu sein, stellte sich der gleiche Heileffekt ein wie bei denjenigen, die tatsächlich operiert worden waren.

Dr. Lipton führte darüber hinaus Forschungen auf Zellebene durch. Lange Zeit galt die Theorie, dass der Nukleus einer Zelle, der ihr genetisches Material enthält, wie ein Gehirn funktioniere und die Zellprozesse sowie die zellulären Wechselwirkungen steuere. Wäre dies der Fall, dann würde die Natur (Vererbung) uneingeschränkt über die Erziehung (Umwelt) dominieren. Um zu beweisen, dass Umweltfaktoren uns mehr beeinflussen als bisher angenommen, beschloss Dr. Lipton, Zellen zu entkernen – das heißt, die Nuklei zu entfernen, aber den Rest der Zelle unberührt zu lassen. Wenn der Nukleus als Gehirn fungieren würde, so seine Überlegung, dann müssten die entkernten Zellen rasch sämtliche Funktionen verlieren und absterben.

Wie lange würde das dauern? Minuten? Stunden? Nie zuvor hatte jemand diesen Versuch unternommen. Es stellte sich heraus, dass die entkernten Zellen in Wahrheit zwei Monate und länger überlebten, und sie waren noch immer in der Lage, komplexe Reaktionen auf Umweltreize in Gang zu setzen.

Der Nukleus und seine Gene konnten also nicht das „Gehirn" der Zelle sein. Dr. Lipton setzte seine Untersuchungen fort und kam schließlich zu dem Schluss, dass die Zellmembran die treibende Kraft der Zellprozesse und Wechselwirkungen der Zellen ist. Darüber hinaus stellte er fest, dass die Membran stark auf Umweltreize reagiert, auch auf physikalische und energetische Faktoren – das heißt auf Schwingungen. Als wir Dr. Lipton fragten, ob er es für möglich halte, dass Klänge Umweltfaktoren sein könnten, die zur Zellfunktion beitragen, begann er uns den Refrain eines Songs der Beach Boys, „Good Vibrations", vorzusingen. Um mehr gehe es nicht, erklärte er – um die Schwingungen, die wir für uns selbst erzeugen.

Das Quantenfeld

Es wäre nachlässig von uns, die Arbeit von Dr. Joe Dispenza und sein innovatives Buch *Du bist das Placebo – Bewusstsein wird Materie* – nicht zu erwähnen. Dr. Dispenza ist Chiropraktiker und Neurologe, der mit Anfang zwanzig in einen Unfall verwickelt war, in dessen Folge er an einem schweren Wirbelsäulentrauma litt. Seine Ärzte erklärten ihm, man müsse seine Wirbelsäule mit Stahlstäben stabilisieren, wenn er jemals wieder gehen können wolle. Joe konsultierte zahlreiche Ärzte und bekam überall die gleiche Diagnose gestellt. Aber aus irgendeinem Grund wurde er dazu gebracht, sich dieser Operation nicht zu unterziehen und sich stattdessen selbst zu heilen.

Wochenlang nutzte Joe eine Art von Visualisierung, die ihm half, sein Bewusstsein auf die Heilung der gebrochenen Rückenwirbel zu lenken. Das war selbstverständlich ein mühsamer Prozess, doch nach sechs Wochen machte er seine ersten selbstständigen Schritte und begann langsam, wieder gehen zu lernen. Diese Erfahrung führte ihn auf einen Weg der Selbstfindung, zu der die Erforschung der Meditation, des Gehirns, der Quantenmechanik und der „Wunderheilungen" gehörte.

Der für uns vielleicht interessanteste Aspekt der Arbeiten von Dr. Dispenza bezieht sich auf das, was er als das „Quantenfeld" bezeichnet. Wir stellen es uns gern als nichtmateriellen Teil unserer potenziellen Wirklichkeit vor – einer Wirklichkeit, die grenzenlose Möglichkeiten bereithält. Darin können Möglichkeiten dadurch manifest werden, dass wir unsere Aufmerksamkeit auf sie lenken.

Unser Freund und Kollege Gregg Braden schreibt in vielen seiner Bücher, auch in seinem Werk *Im Einklang mit der Göttlichen Matrix* über den „Beobachtereffekt". Es hat den Anschein, als würde sich ein Elektron anders verhalten, je nachdem, ob es beobachtet wird oder nicht. Wird es beobachtet, dann verhält sich das Elektron wie ein Partikel. Bleibt es in diesem nichtmateriellen Quantenfeld jedoch unbeobachtet, verhält es sich wie eine Welle.

Vielen Menschen fällt es schwer, dieses Konzept zu glauben. Wie kann unsere bloße Beobachtung die physikalische Manifestation eines Objekts verändern, egal, wie klein es ist? Doch der Beobachtereffekt ist einer der Grundpfeiler der Quantenphysik. Die Auswirkungen sind gewaltig und liefern möglicherweise eine Begründung für das bemerkenswerte Konzept, dass wir durch unsere Gedanken und unsere Überzeugungen Realität manifestieren können. Menschen auf der ganzen Welt lehren verschiedene Techniken, die ihre Schüler in die Lage versetzen, das scheinbar Unmögliche zu tun. Unserer Ansicht nach können viele dieser scheinbar wundersamen Fähigkeiten der Macht der Intention, der gezielten Gedanken, zugeschrieben werden.

Vor einigen Jahren waren wir gerade im Begriff, einen Workshop abzuhalten und tranken in der Küche des Veranstaltungsorts noch schnell eine Tasse Tee. Wir hatten gerade das Wasser in die Kanne gegossen und den Herd noch nicht abgestellt. Eine Freundin kam in die Küche, um kurz bei uns vorbeizuschauen, und bevor wir sie warnen konnten, stützte sie sich auf den Herd und verbrannte sich die Handfläche. Sie hatte eine Ausbildung in mehreren Therapieformen absolviert, die die Quantenfeldtheorie nutzten, und hielt ihre Hand deshalb sofort so, dass sie sie nicht sehen konnte. Wir verstanden, was sie tat: Wenn sie ihre verbrannte Hand nicht „sah", konnte sie sie mittels Visualisierung der „gesunden" Hand im Quantenfeld möglicherweise heilen.

„Seid unbesorgt!", sagte sie. „Das kriege ich hin. Ich darf sie bloß nicht sehen." Wir hielten uns daran, schalteten den Herd aus und ignorierten die Situation, so gut wir konnten. Am nächsten Tag kam sie wieder und zeigte uns ihre Hand. Die Handfläche sah ganz normal aus – vielleicht an der Stelle, an der die Heizspulen sie verbrannt hatten, ein bisschen gerötet. Die Freundin hatte mithilfe des Quantenfelds ihre Hand heilen können, indem sie Visualisierung, Überzeugung und Intention einsetzte.

Der Gang übers Feuer

Vor mehr als fünfundzwanzig Jahren nahm Jonathan an einem sogenannten Fire Walk teil. Ein riesiges Feuer war entfacht worden, und als es nur noch glühte, wurde die Kohle ausgebreitet, damit die Leute darübergehen konnten. Unterdessen hatte der Moderator (es handelte sich um einen sechsstündigen Workshop) Instruktionen gegeben, wie man über die glühenden Kohlen laufen sollte. Dazu zählte der bestätigende Gesang: „Ich kann über Feuer gehen. Ich kann alles!" und daneben das Mantra „kühles Moos", das die Feuerläufer visualisieren sollten, während sie über die heißen Kohlen gingen.

Jonathan hatte nicht an dem Workshop teilgenommen, doch als es Zeit wurde für den Fire Walk, stellte er sich in die Schlange derjenigen, die an dem Gang über die Fläche aus heißen Kohlen mitmachen wollten. Während er über die Kohlen ging, wiederholte er das Mantra „kühles Moos" und verbrannte sich die Füße nicht. Er erinnert sich, dass das Erlebnis für ihn nichts Außergewöhnliches war. „Ich habe schon immer gewusst, dass ich über Feuer gehen kann. Und das habe ich getan." Doch sein Freund, der ebenfalls an diesem Fire Walk teilnahm, erlebte diesen ganz anders. „Bei meinem dritten Schritt", erklärte der Freund, „dachte ich, es nicht zu schaffen, und am Ende waren meine Fußsohlen mit Brandblasen übersät!"

Dies scheint ein frühes Beispiel der Macht der zielgerichteten Gedanken zu sein – dass die Einstellung zu positiven oder negativen Ergebnissen führt.

Der Quantenklang

Wir haben Ihnen wissenschaftliche Erklärungen für viele Aspekte des Heilens geliefert, wie zum Beispiel die Aussendung der richtigen Resonanzfrequenz in den Körper, um ihn zu stärken, oder eine bestimmte Frequenz anzuwenden, um Krebszellen zu zerstören. Diese Methoden sind mit Sicherheit durchführbar und hilfreich. Doch unserer Ansicht nach vermögen sie mehr. Deutlich mehr. Unsere Gedanken können in die Quantensuppe nicht manifestierter Realität eintauchen und den Klang hervorbringen, den wir erzeugen, um einzigartige Fähigkeiten zu gewinnen. Abhängig von unseren Intentionen kann der Klang, den wir erzeugen, ganz unterschiedliche Effekte hervorrufen. Tatsächlich könnte das Konzept „Frequenz und Intention = Heilung" die Lösung des Rätsels sein, weshalb eine schwingende Quelle zur Heilung eingesetzt werden kann.

Bald werden wir uns dem Summen zuwenden, das der wirkungsvollste aller Töne für die Nutzung als Quantenklang sein kann. Die Macht des Summens scheint hinsichtlich der Wirkung unserer Intentionen, mit denen wir es encodieren, besonders stark zu sein. Es handelt sich um einen außergewöhnlichen Klang für die Manifestation.

Vor Kurzem litten wir beide an Halsschmerzen. Wir schlossen die Augen und begannen zu summen. Während wir summten, konzentrierten wir unsere Gedanken auf den Ton, der im schmerzenden Teil unseres Halses vibrierte und ihn heilte. Als das Summen in den Zellen schwang, kurbelte es möglicherweise die Blutzirkulation an und versorgte den Hals mit mehr Sauerstoff. Oder die Schwingungen regten die Zellen zur Ausschüttung von Stickoxid an. Womöglich riefen sie eine der anderen positiven Wirkungen hervor, die wir in Kapitel 1 erläutert haben. Vielleicht trat aber auch ein Quanteneffekt ein, der jenseits unserer derzeitigen Kenntnisse liegt. Wie auch immer, als wir das Summen beendet hatten, waren unsere Halsschmerzen verschwunden.

Es ist durchaus möglich, dass die Schmerzen auch verschwunden wären, wenn wir während des Summens an etwas ganz anderes gedacht hätten als an die Heilung unseres Halses. Wir haben jedoch so viele Jahre mit Klängen gearbeitet – insbesondere mit selbst erzeugten Klängen –, dass wir inzwischen wissen, dass sich etwas Besonderes abspielt, wenn man Frequenz und Intention miteinander kombiniert.

Der Quantenklang manifestiert das Ergebnis schneller und wirksamer als ein Klang, der ohne zielgerichtete Gedanken erzeugt wird. Doch um dieses Phänomen glauben zu können, werden Sie es wahrscheinlich selbst erleben müssen. Und um dieses Phänomen selbst zu erfahren, entführen wir Sie in unser nächstes Kapitel, in dem wir mit Techniken zu arbeiten beginnen, die es Ihnen ermöglichen, die Macht des Summens am eigenen Leib zu erfahren.

Bevor wir damit anfangen, noch ein paar abschließende Worte. Es scheint angebracht zu sein, diese Worte ans Ende dieses Kapitels zu setzen. Wir machen Sie darauf aufmerksam, weil wir glauben, dass sie mit Blick auf die Macht von Gebet und Meditation von großer Bedeutung sind.

Nicht ohne Grund werden fast alle Gebete auf dieser Erde vokalisiert – geflüstert, als Sprechgesang vorgetragen, laut vorgelesen, gesprochen oder gesungen. Der Grund dafür ist: Der Klang verstärkt die Macht des Gebetes. Gebete verstärken die Macht der Klänge. Gemeinsam bilden Klang und Gebet (Intention, Gedanken, Glaube) eine sich gegenseitig verstärkende Feedbackschleife. So einfach ist das und so wichtig!

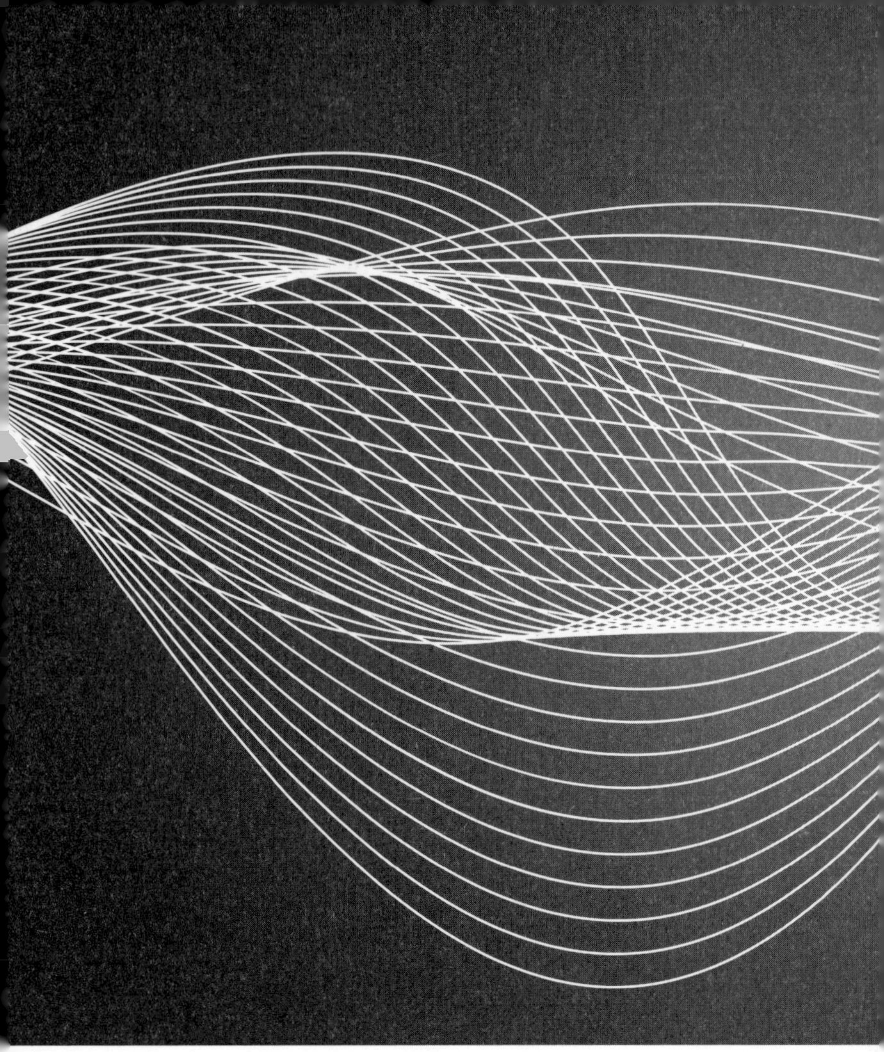

Kapitel 5: Wie wir summen

Mit dem Summen beginnen

Im ersten Teil dieses Buches haben wir über Klänge und die verschiedenen Elemente berichtet, die für die Erzeugung von Klängen notwendig sind, wie zum Beispiel die Atmung. Darüber hinaus haben wir über einen möglicherweise besonders wichtigen Faktor gesprochen, der die Kraft der Klänge verstärken kann: die Intention, das heißt der zielgerichtete Gedanke.

In diesem Abschnitt beginnen wir mit Summübungen. Wir fangen mit ganz einfachen Übungen an und gehen dann zu fortgeschritteneren über. Wir empfehlen Ihnen, diese Übungen in der Reihenfolge zu machen, in der sie in diesem Buch vorgestellt werden. Um eine neue Technik zu erlernen, und sei es eine dem Menschen angeborene wie das Summen, ist es wichtig, einen Schritt nach dem anderen zu tun. Es handelt sich um kein Wettrennen, sondern um einen Weg, und mit jedem Schritt lernen wir etwas Neues dazu.

Die Übungen in diesem Buch werden dazu beitragen, dass Sie immer mehr Erfahrung mit Klängen sammeln. Mit jeder Übung und jedem Schritt in dem Prozess, das Summen zu lernen, werden Sie versierter, Ihren Körper durch Klänge in Schwingung zu versetzen, und Sie werden die Kraft der selbst erzeugten Klänge besser verstehen und nutzen können.

Seit wir uns entschlossen haben, dieses Buch zu schreiben, haben wir immer mehr gesummt. Manchmal summen wir einfach vor uns hin. Gelegentlich summen wir gemeinsam. Das spielt keine Rolle. Jedes Summen ist eine wirksame und heilende Erfahrung. Außerdem eine lehrreiche, weil unser Summen jedes Mal ein wenig anders ist, abhängig von Tonhöhe, unserer Intention und anderer Faktoren. Auf alle diese beeinflussenden Faktoren werden wir im Laufe unserer Übungen eingehen.

Die Schwingungen spüren

Der vielleicht wichtigste Aspekt des Summens ist, die Schwingungen in unserem Körper tatsächlich zu spüren. Doch die Menschen nehmen diese Vibrationen in der Regel nicht wahr. Häufig summen Menschen unbewusst eine Melodie oder ein Lied vor sich hin; wenn sie sich dessen bewusst werden, dann gewöhnlich aufgrund des Klangs, nicht etwa, weil sie die Schwingungen wahrnehmen.

Wir fordern Sie auf, bei den ersten Summübungen darauf zu achten, den Klang in Ihrem Körper zu spüren. Das Summen erzeugt eine Menge Schwingungen. Wie wir später erläutern werden, können Sie lernen, diese Vibrationen auf bestimmte Körperteile zu lenken. Das wird Ihr Summen zu einem Schwingungsinstrument für eine körperliche, emotionale, geistige und spirituelle Veränderung machen.

Doch zunächst ist es wichtig zu fühlen, wo die natürliche Resonanz des Summens in Ihrem Körper spürbar ist, wenn Sie den Klang erzeugen. Um dies zu gewährleisten, wollen wir sicherstellen, dass Sie richtig summen. Zweifelsohne wissen Sie genau, wie man summt, aber bitte gedulden Sie sich, und lesen Sie den folgenden Abschnitt dennoch. Sie werden ihn in jedem Fall amüsant und lustig finden. Und vielleicht werden Sie daraus sogar Erkenntnisse gewinnen.

Sie wissen, wie man pfeift

Wie viele von Ihnen kennen den Filmklassiker *Haben und Nichthaben*? Das ist ein amerikanischer Film aus dem Jahr 1944 mit Humphrey Bogart und Lauren Bacall. Ob Sie den Film nun gesehen haben oder nicht, Sie werden einen Satz daraus kennen, der so berühmt wurde, dass er es geschafft hat, die Nr. 34 auf der Liste des American Film Institutes der wichtigsten hundert Filmzitate aller Zeiten einzunehmen. In der betreffenden Szene flirten Lauren Bacall und Humphrey Bogart miteinander. Bacall sagt zu Bogart, der den Steve spielt: „Du kannst pfeifen nicht wahr, Steve? Du spitzt einfach die Lippen und bläst hindurch." Dieses Zitat mag nicht so berühmt sein wie Shakespeares „Sein oder Nichtsein“, aber wir halten es für angebracht, es an den Beginn unserer Summübungen zu stellen.

Falls Sie je versucht haben, einem Kind das Pfeifen beizubringen, wissen Sie, wie schwierig das sein kann. Wir kennen einige Erwachsene, die noch immer nicht richtig pfeifen können. Andererseits gibt es Profipfeifer, die dank ihrer Pfeifkünste in Hollywood ordentlich Geld verdienen (hören Sie sich nur den Titelsong von *Zwei glorreiche Halunken* an, und Sie lernen eine der berühmtesten Filmmelodien kennen, die von einem Profi gepfiffen wurde).

Trotz des denkwürdigen Satzes von Lauren Bacall ist das Pfeifen nicht ganz so einfach. Es reicht nicht aus, die Lippen zu spitzen und hindurchzublasen. Doch kann man das Gleiche über das Summen sagen? Gibt es irgendjemand auf diesem Planeten, der einen Klang erzeugen, aber nicht summen kann? Das bezweifeln wir. Wir denken, dass jeder, vom Säugling bis zum Hochbetagten, summen kann. Ungeachtet der Tatsache, ob sie sprechen, singen oder was sonst noch können, sie können zweifelsohne summen. Es handelt sich um einen universellen Klang.

Die Nase muss frei sein

In den 1950er-Jahren, als wir noch Teenager waren, veröffentlichte Random House die Buchreihe *All About* (zu deutsch „Alles über“). Es handelte sich um wissenschaftliche Bücher für junge Leser, und sie befassten sich mit vielerlei Themen. Die meisten waren von Experten auf ihrem Gebiet geschrieben worden, die der Meinung waren, Kinder sollten etwas über das Thema erfahren, über das sie selbst so viel wussten. Es hieß, Einstein habe einmal gesagt, dass man, wenn man sich mit einem Thema wirklich auskenne, es einem Kind erklären könne. Die „Alles über"-Bücher versuchten genau dies zu tun (und wir selbst haben uns auf unserem Gebiet der Klänge bemüht, diese Tradition fortzusetzen, indem wir umfangreiche Forschungen über Klänge durchführten und die Materie so einfach wie möglich darstellten, damit selbst Menschen, die von dem Thema nicht so fasziniert sind wie wir, es verstehen können).

Wir erinnern uns, *Alles über Dinosaurier, Alles über Wale, Alles über Reptilien, Alles über die Sterne* und eine Reihe anderer Bücher aus dieser Serie gelesen zu haben. Es waren wirklich ausgezeichnete Bücher, die wir beide sehr mochten. Vor ein paar Jahren schenkte uns ein Freund ein Buch mit dem Titel *Alles über Klänge*, das Teil dieser Reihe war. Keiner von uns hatte es je gelesen. Wir waren begeistert.

Wir würden gern behaupten, viel Neues aus dem Buch *Alles über Klänge* erfahren zu haben, doch zu diesem Zeitpunkt kannten wir das Material über Klänge zum größten Teil. Aber wir lernten etwas, was absolut einfach und doch so wirkungsvoll war, dass wir verblüfft waren. In dem Buch hieß es, wir sollten summen, uns anschließend die Nase zuhalten und beobachten, was passiert. Deshalb summten wir und hielten uns die Nase zu. Und etwas Verblüffendes geschah: Der Klang erstarb.

Nie zuvor war uns in den Sinn gekommen, dies auszuprobieren. Wir kicherten vor Freude. Wir versuchten es erneut, mit dem gleichen Ergebnis. Seitdem fordern wir die Menschen, wann immer wir das Thema Summen erwähnen, auf, mit zugehaltener Nase zu summen. Das Ergebnis ist für uns in der Regel recht lustig, weil wir noch niemandem begegnet sind, der bereits wusste, dass man mit verstopfter oder zugehaltener Nase nicht summen kann. Wir haben uns erlaubt, diesen Spaß auch mit vielen sehr erfahrenen Experten auf dem Gebiet der Klangheilung auszuprobieren. Manche haben Bücher über Klangheilung und Transformation geschrieben. Andere haben Instrumente entwickelt, die für die Klangheilung genutzt werden. Wieder andere sind erfahrene Lehrmeister auf dem Gebiet der Klänge. Doch keiner wusste darüber Bescheid. In Wahrheit wusste nur eine Person, dass man mit zugehaltener Nase nicht summen kann, nämlich der Freund, der uns *Alles über Klänge* geschenkt hatte.

Mit verstopfter Nase kann man nicht summen. Das war für uns eine neue Erkenntnis und eine Tatsache, die wir Ihnen mitteilen, weil sie für das richtige Summen wichtig ist. Tatsächlich müssen Ihre Nase und Ihre Nasennebenhöhlen frei sein, doch um wirklich effektiv summen zu können, betrachten die meisten Klangexperten es darüber hinaus für notwendig, dass Ihr Mund geschlossen ist. Es bestehen in diesem Punkt gewisse Meinungsverschiedenheiten, doch für unsere Zwecke bitten wir Sie, den Mund geschlossen zu halten, um sicherzustellen, dass keine Luft durch Ihre Lippen entweicht, wenn Sie die in diesem Buch erläuterten Summübungen machen.

Vor etwa zwanzig Jahren entwickelte Jonathan eine Begeisterung für tief gesungene tibetanische Gesänge. Dabei handelt es sich um die außergewöhnlich wirkungsvollen Klänge, die tibetanische Lamas hervorbringen – sehr tief und jenseitig klingend, fast wie ein Brummen. Jonathan verbrachte recht viel Zeit mit dem Versuch, diesen einzigartigen Vokalklang zu erzeugen, doch ohne Erfolg. Er versuchte sogar, gleichzeitig zu summen und zu pfeifen. Er brachte zwar einen ziemlich interessanten Ton hervor, der aber gar nichts mit dem tiefen tibetischen Klang zu tun hatte. Tatsächlich war es nicht einmal ein richtiges Summen, weil er den Mund öffnen musste, um pfeifen zu können.

Einige Jahre später gelang es Jonathan tatsächlich dank eines Prozesses, den er „harmonische Transmission" nennt, den tiefen tibetischen Ton zu erzeugen. Er hatte den Gesang einer

Gruppe tibetischer Mönche auf Band aufgenommen und dieses Band mit nach Hause gebracht. Dann meditierte er abends beim Einschlafen über die tiefe Singstimme der Mönche. Am nächsten Morgen hatte er beim Aufwachen diese Stimme. Es war ein höchst ungewöhnliches Erlebnis, das Jonathan bis heute nicht erklären kann. Wir wollten in diesem Buch darauf hinweisen – als weiteres Beispiel dafür, welche unglaublichen Erfahrungen man mithilfe von Klängen machen kann.

Wie wir summen

Wir haben im Internet die verschiedenen Definitionen des Wortes Summen nachgeschlagen, und die meisten sprechen von einem mit geschlossenen Lippen erzeugten nasalen Klang. Auf ein paar Webseiten wird eine Technik mit offenem Mund empfohlen, doch unserer Ansicht nach ist das dann kein richtiges Summen. Wie Jonathans Erfahrung mit dem Versuch, gleichzeitig zu summen und zu pfeifen, zeigte, kann das Summen mit offenem Mund einen schönen Klang ergeben und wirkungsvoll sein, aber es ist kein echtes Summen. Wenn Sie den Mund beim Summen öffnen, erhöht sich die Lautstärke des erzeugten Klangs, aber das Gefühl des vibrierenden Klangs verringert sich gewöhnlich. Selbstverständlich stellen manche Menschen fest, dass es keinen großen Unterschied in der Resonanz macht, die sie spüren, wenn sie den Mund beim Summen geöffnet haben, doch für andere ist der Unterschied enorm. Wir wissen nicht, ob es das Wort „Pseudo-Summen“ gibt, doch wir verwenden es hier, um jede Art von Klang zu beschreiben, bei dem Luft durch den Mund entweicht.

In diesem vorbereitenden Stadium des Summenlernens bitten wir Sie, mit locker geschlossenen Lippen zu summen.

Beim Summen werden Sie spüren, dass Ihre Lippen, der Hals, die Wangen und Nasennebenhöhlen vibrieren. Diese Areale bilden zusammen Ihren Stimmtrakt, der zum Resonanzraum wird, wenn Sie summen. Sobald Sie beim Summen dank der in diesem Buch beschriebenen Übungen Fortschritte machen, werden Sie die Schwingungen auch in Ihrem Kopf und Ihrer Brust spüren können. Schließlich werden Sie in der Lage sein, das Summen auf irgendeinen Teil Ihres Körpers zu projizieren.

Lassen Sie uns für die erste Stufe des Summens der Feststellung von Lauren Bacall folgen und sagen: „Sie wissen, wie man summt, nicht wahr? Schließen Sie einfach den Mund, und erzeugen Sie einen Ton – und achten Sie darauf, sich nicht die Nase zuzuhalten!"

Wählen Sie eine angenehme Tonhöhe

Wie wir in Kapitel 2 besprochen haben, ist die Frequenz die Zahl der Schwingungen pro Sekunde, mit der ein Klang vibriert. Ein anderes Wort dafür ist *Tonhöhe*. Im Allgemeinen ist Tonhöhe ein subjektiverer und interpretierbarer Begriff. Sie können zum Beispiel feststellen, dass ein Ton mit 100 Hz vibriert (Schwingungen pro Sekunde), das ist seine Frequenz. Aber Sie könnten auch einfach sagen, dass er eine geringere Höhe hat (ein tieferer Ton ist).

Wenn wir mit unseren Summübungen fortschreiten, werden wir die Möglichkeiten erkunden, wie verschiedene Frequenzen auf uns wirken, indem wir die Tonhöhe senken oder anheben. Doch ungeachtet der von Ihnen gewählten Tonhöhe sollten Sie Ihre Stimmbänder nicht überstrapazieren. Sie werden merken, wenn Sie sie überanstrengen, weil Sie ganz einfach ein Gefühl des Unbehagens im Halsbereich spüren werden. Unsere einzige Warnung hinsichtlich selbst erzeugter Klänge besteht darin, dass Sie sicherstellen sollten, dass Sie sich wohlfühlen und entspannt sind. Es ist wichtig, dass Sie eine Tonhöhe wählen, die Ihnen angenehm ist. Für die meisten Menschen heißt das, das Summen im Bereich ihrer normalen Sprechstimme zu halten.

Jonathans Vater war ein bekannter Otorhinolaryngologe (HNO-Arzt), der auch zahlreiche Prominente behandelte. Einer seiner Patienten war Frank Sinatra, der einmal seine Stimme buchstäblich verlor, nachdem er viele Abende in einem Nachtklub in New York City gesungen und seine Stimme überanstrengt hatte. Er brachte keinen Ton mehr heraus. Dr. Irving B. Goldman verordnete dem berühmten Sänger, sechs Wochen lang zu schweigen. Er durfte nicht einmal sprechen. Nach diesen sechs langen Wochen ging es Sinatra wieder gut (und er wusste, dass er seiner Stimme, wenn nötig, Ruhe gönnen musste). Doch er war kein Einzelfall. Zahlreiche Sänger haben ihre Stimme überstrapaziert und mussten eine Pause einlegen, damit die Stimmbänder wieder heilen konnten.

In Bezug auf die angenehme Erzeugung von Klängen wollen wir Sie daran erinnern, dass lauter nicht gleich besser ist. Insbesondere wenn Sie das Summen für Gesundheits- und Wellnesszwecke nutzen, sind die effektivsten und angenehmsten Töne keineswegs besonders laut. Klänge müssen nicht laut sein, um Resonanz oder Schwingung zu erzeugen.

Zwar ist dieses Buch der heilenden und verändernden Nutzung des Summens gewidmet, doch wir müssen einräumen, dass alles, was zum Positiven eingesetzt werden kann, auch die gegenteilige Wirkung haben könnte. Unserer Ansicht nach führt das Summen nur zu positiven und heilsamen Erfahrungen, solange Sie fürsorglich mit sich umgehen und es nicht übertreiben.

Deshalb wiederholen wir einfach noch einmal: „Sie wissen, wie man summt, nicht wahr?" und fügen jetzt hinzu: „Schließen Sie einfach den Mund, und erzeugen Sie einen angenehmen Ton."

Bitte hören Sie sich Track 3 der Übungs-Audiotracks an.

Mit dem Summen beginnen

Das einfachste Summen beginnt mit dem Ton „Mmmmm". Stellen Sie sich vor, Sie haben den köstlichsten Bissen Ihres Lebens zu sich genommen und geben mit angenehmer und leiser Stimme Ihre Begeisterung kund: „Mmmmmmmm." Das ist das Summen.

Gelegentlich haben Menschen zu Beginn Schwierigkeiten, diesen Ton zu erzeugen. Wenn dies bei Ihnen der Fall ist, könnten Sie versuchen, stattdessen mit dem bekannten Mantra „Om" zu beginnen, indem Sie nach dem „O" die Lippen schließen und das „Mmmmmmm" lange ausdehnen. Sie können auch mit dem Wort „Hum" beginnen; dann schließen Sie die Lippen nach dem „Hu" und dehnen das „Mmmmmm" lange aus.

Manche Experten schlagen vor, dass Ihr Kiefer beim Summen entspannt sein sollte und Ihre Zähne sich nicht berühren müssen. Andere sagen, die Zähne sollten sich leicht berühren. Wir sind sogar auf Anleitungen gestoßen, in denen es heißt, man solle die Zähne zusammenbeißen. Wir selbst halten den Mund geschlossen und den Unterkiefer möglichst entspannt. Je nach individuellem Mundraum kann das bedeuten, dass zwischen dem Ober- und dem Unterkiefer eine kleine Lücke bleibt, oder es kann bedeuten, dass die Zähne locker aufeinanderliegen. Keineswegs empfehlen wir, die Zähne zusammenzubeißen, denn wir haben festgestellt, dass man den Kiefer am besten entspannt, wenn man zum Zweck der Steigerung von Gesundheit und Wohlbefinden summt.

- *Suchen Sie sich einen bequemen Platz, an dem Sie ungehindert und ungestört Töne erzeugen können.*
- *Setzen Sie sich bequem mit geradem Rücken hin, und achten Sie darauf, nicht nach vorn gebeugt zu sitzen. Es ist natürlich möglich, im Liegen zu summen, doch der Vibrationseffekt, um den es uns geht, ist bei dieser Haltung nicht so stark. Sie können auch im Stehen summen, doch beim Stehen ist das Gehirn zum Teil damit beschäftigt, das Gleichgewicht zu halten und der Schwerkraft entgegenzuwirken. Das Sitzen ist für die Nutzung selbst erzeugter Klänge zur Heilung und Transformation die beste Haltung. Außerdem ist es bei der Erzeugung von Klängen hilfreich, die Augen geschlossen zu halten. Das scheint die Fähigkeit zu verstärken, die Resonanz des Summens zu spüren.*
- *Nehmen Sie langsam ein paar tiefe Atemzüge ins Zwerchfell, und befreien Sie sich damit von jeglichem Stress oder körperlicher Anspannung.*
- *Nehmen Sie wieder langsam einen tiefen Atemzug, und summen Sie leise, indem Sie den oben beschriebenen Mmm-, Om- oder Hum-Ton erzeugen, wobei Sie nur eine oder zwei Sekunden für das Anfangs-„O“ oder -„Hu“ verwenden und die verbleibende Luft für das „Mmmm“ nutzen sollten.*
- *Summen Sie in einem monotonen Tonfall, und halten Sie ihn, ohne die Tonhöhe zu verändern. Summen Sie fünf bis zehn Sekunden lang, beziehungsweise so lange, wie es Ihnen angenehm ist. Dehnen Sie das Summen nicht bis zu dem Punkt aus, an dem es unangenehm wird.*
- *Wenn der Summton endet, nehmen Sie einen oder mehrere tiefe Atemzüge ins Zwerchfell, dann summen Sie erneut. Üben Sie, den Ton zu erzeugen, und dabei die Tonhöhe und Lautstärke gleichmäßig zu halten, bis Sie mit Ihrem Summen zufrieden sind.*

Spüren Sie die Schwingungen

Wir schlagen vor, dass Sie sich für diese Übung mindestens fünfzehn Minuten Zeit nehmen – fünf Minuten für das Summen, fünf Minuten für die Entspannung und fünf Minuten dafür, wieder richtig zu sich zu kommen. Beschränken Sie das eigentliche Summen bitte auf etwa fünf Minuten; Sie können sich einen Wecker stellen oder sich einfach auf etwa fünfundzwanzig Summtöne beschränken, die in der Regel etwa fünf Minuten in Anspruch nehmen.

- → *Nehmen Sie langsam ein paar tiefe Atemzüge ins Zwerchfell, und befreien Sie sich damit von jeglichem Stress oder körperlicher Anspannung.*
- → *Beginnen Sie jetzt zu summen. Beim Summen konzentrieren Sie sich darauf, an welcher Körperstelle Sie den Klang spüren. Wahrscheinlich spüren Sie die Schwingungen in der Region Ihres Mundraums, Ihres Schädels oder sogar in Ihrem Brustraum, doch an diesem Punkt gibt es keine spezielle Stelle, an der das Summen gespürt werden soll. Vielleicht werden Sie überrascht sein, wenn Sie feststellen, dass der Klang an mehreren Stellen mitschwingt. Setzen Sie das Summen fünf Minuten fort.*
- → *Nachdem Sie das Summen beendet haben, bleiben Sie still mit geschlossenen Augen etwa fünf Minuten sitzen, und atmen Sie weiter langsam und tief. Spüren Sie in sich hinein. Wie fühlen Sie sich? Möglicherweise sind Sie leicht benommen. Vielleicht fühlt sich ein Körperteil, an dem Sie Beschwerden hatten, besser an. Dank der physiologischen Vorzüge von selbst erzeugten Klängen fühlen Sie sich womöglich gelassen und entspannt.*
- → *Wenn Sie sich dazu bereit fühlen, öffnen Sie die Augen. Beginnen Sie, sich zu erden, indem Sie das Bewusstsein wieder auf*

Ihre Umgebung konzentrieren. Vielleicht wollen Sie Ihre Zehen und Finger ein wenig bewegen, weil dies dazu beitragen kann, Sie wieder in Ihren Körper zurückzuführen. Sobald Sie sich wieder ganz präsent (und nicht mehr benommen oder benebelt) fühlen, können Sie aufstehen.

Konnten Sie während des Summens Ihre Aufmerksamkeit auf die Vibrationen des Summtons lenken und sie spüren? Wo haben Sie sie wahrgenommen? Hat der Summton Ihre Nebenhöhlen oder Ihren Gaumen in Schwingung versetzt? Oder haben Sie die Vibrationen in Ihrem Hals oder vielleicht an Ihren Zähnen gespürt? Wo haben Sie den Klang wahrgenommen? Die Entwicklung dieses Bewusstseins ist vielleicht das wichtigste Element Ihrer ersten Erfahrungen mit dem Summen, weil es notwendig ist, dass Sie die Vibrationen des Summtons bewusst spüren, um ihn zur Heilung und Transformation nutzen zu können. Deshalb bestand der Hauptzweck dieser Übung darin, dass Sie die Vibrationen Ihres Summtons zu spüren beginnen. Das ist alles. Doch wir müssen einräumen, dass körperliche und emotionale Auswirkungen die Folge sein können. Wir haben sogar erlebt, dass Menschen während dieser Übung eingeschlafen sind. Das ist absolut in Ordnung.

Bedenken Sie, dass es wichtig ist, sich selbst nach dem Summen ausreichend Zeit für die Entspannung und Erdung zu geben, die dazu beitragen, Ihre Erfahrung zu verinnerlichen. Und es empfiehlt sich, nicht unmittelbar danach irgendwelche intensiven Aktivitäten zu planen. Sie könnten zu entspannt sein, um daran teilnehmen zu können.

Bitte hören Sie sich Track 4 der Übungs-Audiotracks an.

Veränderung der Tonhöhe

Zweck dieser Übung ist die Erfahrung, in verschiedenen Tonhöhen zu summen und die manchmal subtilen Veränderungen der so erzeugten Schwingungen wahrzunehmen. Sie können die Tonhöhe verändern, indem Sie den Tonfall Ihrer Stimme heben oder senken und von einem tiefen Ton zu einem höheren wechseln oder von einem höheren zu einem tieferen.

Falls Sie sich fragen, wie das zu bewerkstelligen ist, denken Sie einfach an den Song „Do-Re-Mi" aus dem Film „Meine Lieder – meine Träume". Wenn Sie die Noten der Tonleiter in diesem Song mitsingen – c, d, e, f, g, a, h, c –, verändern Sie die Tonhöhe. Bitte bedenken Sie, es ist nicht notwendig, dass Sie die ganze Tonleiter intonieren beziehungsweise gut singen können, wenn Sie anfangen, Ihre Tonhöhe zu ändern. Selbst eine ganz leichte Veränderung der Tonhöhe reicht für diese Übung aus. Entscheidend ist, die Veränderung der Vibrationen zu spüren, die durch die Veränderung der Tonhöhe hervorgerufen wird. Das muss keine drastische Veränderung sein.

- → *Nehmen Sie langsam ein paar tiefe Atemzüge ins Zwerchfell, und befreien Sie sich damit von jeglichem Stress oder körperlicher Anspannung.*
- → *Beginnen Sie, in einer angenehmen Tonhöhe zu summen, und achten Sie darauf, dass es ein entspannter und sanfter Klang ist.*
- → *Wenn Sie sich bereit fühlen, summen Sie fünfmal in Ihrer Ausgangstonhöhe, und spüren Sie die Resonanz in Ihrem Körper.*
- → *Jetzt experimentieren Sie beim Summen ein bisschen. Versuchen Sie, eine Tonhöhe zu treffen, die ein wenig niedriger ist als Ihre Ausgangstonhöhe. Summen Sie etwa fünfmal in diese Tonhöhe, und spüren Sie die Resonanz. Es wird eher so etwas wie ein Basston sein, und Sie werden diesen Ton mit Sicherheit ein wenig anders wahrnehmen als den vorangegangenen.*

- *Kehren Sie in etwa wieder zu Ihrer Ausgangstonhöhe zurück, und summen Sie fünfmal.*
- *Jetzt versuchen Sie, Ihre Tonhöhe ein bisschen anzuheben. Es spielt wirklich keine Rolle, welchen Ton Sie genau summen, solange er für Sie angenehm ist. Summen Sie fünfmal in dieser höheren Tonhöhe, und konzentrieren Sie sich darauf, wo Sie diese Klänge in Ihrem Körper spüren.*
- *Nachdem Sie das Summen beendet haben, bleiben Sie still mit geschlossenen Augen etwa fünf Minuten sitzen, und atmen Sie weiter langsam und tief. Spüren Sie in sich hinein. Wie fühlen Sie sich? Möglicherweise fühlen Sie sich leicht benommen. Eventuell fühlt sich ein Körperteil, an dem Sie Beschwerden hatten, besser an. Vielleicht fühlen Sie sich gelassen und entspannt. Gestatten Sie sich, über diesen Zustand zu staunen – die meisten von uns stehen so sehr unter Stress, dass es schon sehr heilsam sein kann, den entspannten Zustand zu genießen.*
- *Wenn Sie sich dazu bereit fühlen, öffnen Sie die Augen. Beginnen Sie, sich zu erden, indem Sie das Bewusstsein wieder auf Ihre Umgebung konzentrieren. Vielleicht wollen Sie Ihre Zehen und Finger ein wenig bewegen, weil es dazu beitragen kann, Sie wieder in Ihren Körper zurückzuführen. Sobald Sie sich wieder ganz präsent (und keineswegs benommen oder benebelt) fühlen, können Sie aufstehen.*

Die Wahrnehmung von Klängen – die Resonanz des Summens zu spüren – ist eine Fähigkeit, die vielen Menschen angeboren ist. Andere werden vielleicht Übung benötigen, bis sie zwischen den Tonhöhen unterscheiden können. Lassen Sie sich für die Experimente mit Ihren Summtönen reichlich Zeit. Doch übertreiben Sie es nicht. Dann werden Sie sie eher schätzen und genießen lernen. Wir schlagen vor, dass Sie diese Anfangsübungen einmal täglich machen. Mehr ist in diesem Fall nicht besser.

Ein Lied summen

Diese Übung ermöglicht Ihnen, ebenso wie die anderen Übungen in diesem Kapitel, die Resonanz der verschiedenen Summtöne in Ihrem Körper zu spüren. Doch es kann eine interessantere Übungsart sein, weil sie eine Aktivität beinhaltet, die Sie wahrscheinlich schon häufig gemacht haben – obwohl Sie sich wahrscheinlich der Resonanz der Klänge damals nicht bewusst waren.

- → *Nehmen Sie langsam ein paar tiefe Atemzüge ins Zwerchfell, und befreien Sie sich damit von jeglichem Stress oder körperlicher Anspannung.*
- → *Beginnen Sie, ein Lied zu summen. Egal, welches Lied, es kann auch nur ein Teil eines Liedes sein. Auch ein Kinderlied ist geeignet. Oder Sie denken sich Ihr eigenes Lied aus und summen eine Melodie, die Ihnen gefällt. Das spielt keine Rolle – wichtig ist, dass Sie beim Summen den Unterschied der Resonanz spüren. Summen Sie das Lied fünf Minuten lang.*
- → *Nach den fünf Minuten verfahren Sie wie bei den anderen Übungen, spüren Sie in sich hinein, und stellen Sie fest, wie Sie sich fühlen. Genießen Sie den Raum, in dem Sie sich befinden.*
- → *Nehmen Sie sich weitere fünf Minuten Zeit, um sich zu erden, sich Ihrer Umgebung bewusst zu werden und wieder in Ihren Körper zurückzukehren.*

Wenn Sie Ihre Aufmerksamkeit auf die Vibrationen Ihres Summens lenken, beginnen Sie, ein neues Bewusstsein für Ihren Körper und seine Reaktion auf Klänge zu entwickeln. Vielleicht haben Sie sogar Ihr Leben lang gesummt, haben aber bis jetzt möglicherweise nicht gewusst, dass die jeweiligen Töne eines Songs verschiedene Teile Ihres Körpers in Schwingung versetzen können. Wie immer gibt es keine richtigen und falschen Töne, wenn Sie auf diese Weise summen.

Zusammenfassung

Bitte nehmen Sie sich für diese Übungen Zeit. Diese mögen einfach wirken, doch die Erkundung der Kraft der Klänge ist ein Schlüsselerlebnis. Es geht hier weniger um das Ziel als um den Weg. Vielleicht stellen Sie fest, dass Sie gern eine Woche oder vielleicht sogar Wochen mit diesen Übungen zubringen wollen. Und möglicherweise erkennen Sie, dass Ihre Erfahrung jedes Mal anders ist.

Wenn wir uns der Resonanz der verschiedenen Schwingungen von gesummten Klängen bewusst zu werden beginnen, werden wir besser auf Klänge eingestimmt. Und wenn wir sensibler werden und anfangen, die Resonanz der Klänge in unserem Körper zu spüren, wird unsere Fähigkeit, die selbst erzeugten Summtöne für Heilung und Glück zu nutzen, immer stärker und wirkungsvoller. Je eingestimmter Sie sind und je besser Sie die Klänge spüren können, desto wirksamer werden diese Übungen und das Summen künftig für Sie sein.

Halten Sie, falls möglich, einen Notizblock und einen Stift bereit, während Sie diese und alle anderen in diesem Buch beschriebenen Übungen machen. Schreiben Sie alle Gedanken oder Erfahrungen auf. Wir sind der Meinung, dass das Führen eines Tagebuchs nach dem Summen sehr hilfreich ist, damit Sie sich an Ihre Erfahrungen mit der Erzeugung von Klängen zurückerinnern können. Wir beide empfehlen es Ihnen jedenfalls wärmstens.

Im nächsten Kapitel werden Sie die Kraft des Summens mithilfe von etwas schwierigeren Übungen erleben. Bis dahin wiederholen Sie die Anfangsübungen, und summen Sie weiter!

Kapitel 6: Die Übertragung der Intention

Fortgeschrittenes Summen

In diesem Kapitel konzentrieren wir uns darauf, dem Summen die Kraft gezielter Gedanken hinzuzufügen. Wir bezeichnen dies in der Regel als bewusstes Summen. Sie werden vielleicht feststellen, dass diese neue Komponente Ihre Fähigkeit, die Vibrationen der Klänge in Ihrem Körper zu spüren, deutlich verbessert und die heilende Kraft des Summens verstärkt.

Wie wir in Kapitel 4 mit der Formel „Frequenz + Intention = Heilung“ erklärt haben, haben wir erlebt, dass die Absicht bei der Nutzung von Klängen zur Heilung ebenso wichtig ist wie der Klang, den Sie erzeugen. Wir verwenden den Begriff Intention, aber Sie können ihn durch die Wörter *Glaube, Absicht, Visualisierung, Gefühl* oder viele andere Begriffe ersetzen, die Ähnliches bedeuten.

Wir sind einzigartig vibrierende Wesen

Unser Dilemma bei der Aufgabe, Ihnen zu erklären, wie man eine Intention tatsächlich in Klang encodiert, ist das Folgende: Wir sind alle einzigartig vibrierende Wesen, und was bei einem Menschen funktioniert, klappt nicht unbedingt bei einem anderen. Manche Menschen sind visuell veranlagt, andere eher kinästhetisch, das heißt bewegungsorientiert. Für manche ist das Gehör das wichtigste Wahrnehmungsinstrument. Für andere ein anderes Sinnesorgan. Bei unseren Workshops fragen wir häufig, ob ein Teilnehmer gegen Penicillin allergisch ist. Und tatsächlich sind gewöhnlich zwischen fünf und 20 Prozent unserer Teilnehmer dagegen allergisch. Nachdem wir kurz durchgezählt haben, wie viele gegen Penicillin allergisch sind, sagen wir: „Nun, wenn alles im Vibrationszustand ist und als Frequenz gedeutet werden kann, dann zählt Penicillin ebenfalls dazu. Es sieht so aus, als würden 80 bis 95 Prozent von Ihnen die Frequenz von Penicillin als heilsam empfinden, aber für zwischen fünf und 20 Prozent von Ihnen wird es giftig und möglicherweise tödlich sein.“

Dann fahren wir fort und kommen auf die Tatsache zu sprechen, dass keine Substanz die gleiche Wirkung auf alle Menschen hat. Ob es sich um einen Klang, ein Nahrungsmittel, einen Geruch oder eine Farbe handelt, jeder von uns reagiert darauf auf seine eigene Weise. Das ist ein wunderbares Beispiel für die Tatsache, dass wir alle einzigartig vibrierende Wesen sind und dass keine Vibration oder Frequenz auf jeden Menschen gleich wirkt.

Dieser Faktor scheint auch für die Encodierung von Intentionen auf Klänge zu gelten. Manche Menschen können ganz einfach eine bestimmte Absicht auf einen Klang übertragen, und voilà, schon schwingt er mit der Vibration mit. Andere sind dazu nicht in der Lage. Manche Menschen halten es für den einfachsten und effektivsten Weg, die Intention als Farbe des Klangs zu visualisieren. Anderen gelingt es am besten, wenn sie sich im Geist komplexe geometrische Figuren vorstellen und diese auf den Klang projizieren. Wieder andere können spezielle Gefühle beziehungsweise Emotionen auf den Klang übertragen – sie können ganz problemlos Glück, Traurigkeit, Freude oder Dankbarkeit auf den Klang projizieren.

Techniken zur Encodierung der Intention

Wir können Ihnen keine spezifische Anleitung hinsichtlich der besten Technik geben, wie man die Intention auf Klänge überträgt, aber wir können Ihnen in jedem Fall raten, alles zu tun, was sich für Sie richtig anfühlt und besonders gut wirkt. Doch wir werden unten einige der Techniken beschreiben, die wir für wirksam halten. Wir sind der Meinung, dass es Ihnen umso besser gelingen wird, Klänge mit Ihren zielgerichteten Gedanken zu encodieren, je entspannter Sie sind und je mehr Sie die Art und Weise einsetzen, die bei Ihnen am besten funktioniert.

Wir bemühen uns, uns beim Summen möglichst wenige Beschränkungen aufzuerlegen. Unserer Ansicht nach trägt eine gewisse Flexibilität beim Summen – wenn Sie in der Lage sind, diejenige Methode zu wählen, die für Sie zum jeweiligen Zeitpunkt die geeignetste ist – dazu bei, die Ihnen angeborene Fähigkeit zu verstärken, Intentionen zu nutzen. Wir vertrauen darauf, dass der Geist der Klänge Ihnen die Erfahrung ermöglicht, die Ihnen im jeweiligen Moment von größtem Nutzen ist.

Die Verschlüsselung durch Dankbarkeit

Unser geschätzter Kollege Gregg Braden hat festgestellt, dass Bekräftigungen deutlich erfolgreicher wären, wenn die klare Visualisierung beziehungsweise das Imaginieren bei jedem Menschen funktionieren würde. So wirkungsvoll unsere Überzeugungen auch sind – unsere Zweifel sind ebenso einflussreich. Eine Bekräftigung, die nicht von Ihrer inneren Einstellung untermauert ist, wird Ihnen nicht von großem Nutzen sein. Wenn Sie beispielsweise nicht fest daran glauben, dass Sie es verdient haben, Ihren „Traumpartner" kennenzulernen, dann wird diese Affirmation Ihren Wunsch nicht sonderlich erfolgreich manifestieren können. In seinem Buch *Der Jesaja Effekt* hebt Braden die Macht des Gefühls beziehungsweise der Visualisierung einer Intention hervor, so als wäre sie bereits in Erfüllung gegangen, und empfiehlt, dann dafür zu danken. Seiner Meinung nach führen Dankbarkeit und Bestätigung zur Manifestation. Das Gefühl der Dankbarkeit aktiviert das elektromagnetische Feld des Herzens, das sich für den Fluss positiver Energie öffnet.[15] Wir halten diese Methode – das Gefühl, dass unser Wunsch bereits erfüllt wurde und dafür zu danken – für eine außergewöhnlich wirksame Möglichkeit, unsere Intentionen auf einen Klang zu programmieren.

Dr. Joe Dispenza ist der gleichen Meinung. In seinem Buch *Du bist das Placebo* weist er darauf hin, dass man, wenn man

Dankbarkeit zum Ausdruck bringt, so tut, als wäre das Gewünschte bereits geschehen. Dankbarkeit für die Manifestierung einer Intention zu zeigen ist wirkungsvoll und effektiv, wenn wir beginnen wollen, energetisch auf nützliche Weise zu schwingen. Das sollten wir beim Summen unbedingt bedenken.

Diesem Konzept entsprechend konzentrieren sich die Forscher am HeartMath Institute auf die Energie der Wertschätzung im Bereich des Herzens als Teil einer Technik, die zur Herz-Hirn-Kohärenz führt. Der Gleichklang von Herz und Gehirn wird erreicht, wenn unsere Hirnwellen und der Rhythmus des Herzschlags synchron sind.[16] Dies ist ein Aspekt des Einschwingens, den wir oben besprochen haben (siehe Seite 53). Die Konzentration auf die Dankbarkeit ist darüber hinaus ein Beispiel für die Macht der Intention. Die Herz-Hirn-Kohärenz scheint das elektromagnetische Feld des Herzens zu verstärken und größer zu machen als dasjenige des Gehirns. Manche Forscher behaupten, dass diese Form des Einschwingens das elektromagnetische Feld des Herzens 50-mal stärker macht als das Feld des Gehirns. Andere schätzen, dass das Feld sogar 500- bis 5.000-mal stärker wird.[17] Welche Zahlen auch immer zutreffend sind, es findet definitiv ein Verstärkungsprozess statt, wenn Herz und Gehirn im Gleichklang sind. Deshalb ist dies eine hervorragende Technik zur Öffnung des positiven Energieflusses. Im HeartMath Institute wurde sogar ein batteriebetriebenes tragbares Gerät entwickelt, das den Menschen anzeigt, wie sie die Herz-Hirn-Kohärenz erreichen können.

Unsere geliebte Mentorin Sarah, „Saruah", Benson hat uns vor vielen Jahren etwas eröffnet, das bis heute in uns nachwirkt. Es handelt sich um Folgendes: „Der wahre Klang der Heilung ist Liebe". Und wenn wir etwas uneingeschränkt empfehlen können, was auf Klänge übertragen werden kann, dann ist es tatsächlich die Energie der Liebe.

Doch das Konzept der Encodierung und Projizierung von Liebe kann schwierig sein, weil das Wort *Liebe* so viele verschiedene Bedeutungen und Implikationen hat. Manche Menschen haben möglicherweise auf den Gebiet der Liebe schlechte Erfahrungen gemacht und deshalb Probleme, mit diesem speziellen Begriff zu arbeiten. Wir haben festgestellt, dass es durchaus hilfreich sein kann, einfach zuzulassen, dass einem Gedanken und Gefühle der Wertschätzung in einer positiven und vorteilhaften Frequenz durch den Kopf gehen.

Die Verschlüsselung durch Visualisierung

Visualisierung verlangt in ihrer einfachsten Form die Nutzung Ihrer Fantasie, doch es gibt grundlegende Techniken, die die Visualisierung wirksamer machen. Erstens, so heißt es, sind an der effektivsten Visualisierung, falls möglich, alle fünf Sinne beteiligt (Sehen, Tasten, Hören, Riechen und Schmecken).[18] Bedenken Sie, dass Sie die Visualisierung umso besser beherrschen werden, je mehr Sie diese üben.

Einige jüngere Studien haben nachgewiesen, dass Menschen, die visualisieren, mit einer Aktivität beschäftigt zu sein – selbst wenn sie dabei mit geschlossenen Augen dasitzen –, jenes Gehirnareal, das mit der Aktivität in Verbindung steht, zu aktivieren scheinen.[19] Nach dieser Visualisierung scheint ihr Körper eine ähnliche Trainingsleistung vollbracht zu haben, als hätten sie die Aktivität tatsächlich durchgeführt. Soll das etwa heißen, dass wir nicht mehr ins Fitnessstudio gehen müssen, um unseren Körper zu trainieren? Vielleicht nicht, doch die Autoren von *Scientific Visualization: Techniques and Applications* stellen fest, dass viele Sportler und Musiker ihre Auftritte als zusätzliche Form der Übung visualisieren und dass ihnen dies zu helfen scheint, bessere Leistungen zu erbringen.[20]

Wann die Intention übertragen wird: der Ruhepunkt

Manchmal werden wir gefragt, wann der beste Zeitpunkt gekommen ist, um einen Klang mit zielgerichteten Gedanken, das heißt mit Intentionen, zu programmieren. Wir haben eine Antwort auf diese Frage in einem Buch des Wissenschaftlers Itzhak Bentov, *Auf der Spur des wilden Pendels*, gefunden, die besagt, dass es „zwischen Einatmung und Ausatmung einen Ruhepunkt gibt" und dass dieser Ruhepunkt der geeignete Moment ist, um Intentionen am effektivsten zu encodieren. Deshalb sollten Sie vor dem Summen einen tiefen Atemzug nehmen und in dem Moment, in dem Sie den Atem anhalten, bevor Sie die Luft wieder ausatmen, versuchen, die Intention zu übertragen und dann den Klang zu erzeugen.

Bei unseren Klangheilungsworkshops haben wir stets diesen Ruhepunkt der Atmung für die Übertragung der Intention empfohlen. Bei manchen Menschen funktioniert das gut. Da wir jedoch bei unserer Lehrtätigkeit am Konzept der Flexibilität festhalten, ermuntern wir Sie nun, mit dieser Technik zu experimentieren und das zu tun, was sich für Sie am natürlichsten und angenehmsten anfühlt.

Der nächste Schritt: was programmiert wird

Welche Intentionen haben Sie? Es gibt endlos viele Möglichkeiten. Vielleicht summen Sie mit der Absicht, Schmerzen zu reduzieren, Entspannung zu erreichen, den Schlaf zu verbessern, eine Depression abzumildern, Heilung zu stimulieren, eine innere Massage durchzuführen, Kopfschmerzen zu lindern, ein Gefühl von Frieden und Glück zu erlangen oder zahllose andere Effekte zu erzielen. Wenn es in Ihrem Leben etwas gibt, das Sie verändern oder manifestieren wollen, können Sie diese Intention beim Summen auf den Klang projizieren. Das Ganze ist davon abhängig, was für Sie zu diesem Zeitpunkt angemessen ist.

Haben Sie Schmerzen? Sie können den Wunsch nach Heilung auf die betreffende Körperstelle projizieren. Fühlen Sie sich gestresst und brauchen ein wenig Entspannung? Das ist genau der richtige Zeitpunkt, um zu summen. Sie wälzen sich nachts im Bett hin und her und finden keinen Schlaf? Es ist wissenschaftlich nachgewiesen, dass fünfminütiges Summen, während Sie im Bett liegen, eine sehr effektive Methode ist, um den Schlaf zu verbessern. (Wir sind uns im Klaren, dass wir Ihnen empfohlen haben, während des Summens mit aufrechtem Rücken auf einem Stuhl zu sitzen, doch wenn Sie im Bett liegen und einzuschlafen versuchen, fordern wir Sie natürlich nicht auf, zum Summen aus dem Bett zu steigen und sich auf einen Stuhl zu setzen. Bleiben Sie liegen. Denken Sie daran, dass bei den Übungen Flexibilität wichtig ist.)

Weil wir während der Abfassung dieses Buches immer mehr an unserem eigenen Summen gearbeitet haben, konnten wir feststellen, dass uns, wenn wir einen kurzen Moment damit verbringen, ein paar langsame, tiefe Atemzüge zu machen, der Zweck oder die Intention zu summen in der Regel bewusst wird. Häufig haben wir eine ganz bestimmte Absicht – vielleicht wollen wir einfach entspannen, oder wir haben eine verstopfte Nase, die wir frei bekommen wollen, oder wir leiden an Kopfschmerzen, die wir lindern möchten.

Da gerade von Kopfschmerzen die Rede ist: Wenn Sie summen, vibriert Ihr Kopf (und selbstverständlich auch Ihr Gehirn). Falls Sie Kopfschmerzen haben, versuchen Sie, das schmerzende Areal in Ihrem Kopf mithilfe der Summklänge ins Visier zu nehmen, und konzentrieren Sie sich auf Ihre Absicht, den Schmerz zu lindern. Sie werden womöglich erstaunt sein, wie schnell Sie die Resonanz in Ihrem Kopf spüren. Und vielleicht werden Sie verblüfft feststellen, was dann passiert.

Ein kurzer Überblick

In Kapitel 3 haben wir Sie drei verschiedene Vokaltöne summen lassen, von tiefen über mittlere bis zu hohen Tönen. Zweifellos haben Sie während der Übungen in Ihrem Körper unterschiedliche Resonanzen wahrgenommen; gewöhnlich schwingen tiefe Töne im unteren Teil des Bauchraums, die mittleren Töne im Brustbereich und die höheren im Kopf. Diese Übungen sollten Ihnen helfen, sich klarzumachen, dass Ihre selbst erzeugten Klänge verschiedene Körperteile in Schwingung versetzen und die Art und Weise verändern können, wie Sie Ihre eigenen Klänge wahrnehmen.

In Kapitel 5 haben wir mehrere Übungen vorgeschlagen, die es Ihnen ermöglichten, die Vibrationen Ihres Summens zu spüren. Bei der ersten Übung summten Sie einfach einen Ton. Dann summten Sie und konzentrierten sich darauf, sich der Vibrationen in Ihrem Körper bewusst zu werden. Als Nächstes arbeiteten Sie an einer leichten Veränderung der Tonhöhe beim Summen. Schließlich summten Sie ein Lied, um die Veränderungen der Vibrationen zu spüren.

Jetzt werden wir die spezielle Zutat der Intention hinzufügen, um Ihnen das Erlebnis des bewussten Summens zu ermöglichen. Sämtliche Faktoren, die wir bei den früheren Übungen berücksichtigt haben, können das Erlebnis beeinflussen. Wenn Sie Aspekte des Summens, wie zum Beispiel die Tonhöhe, mit der Intention verknüpfen, wo in Ihrem Körper der Klang wirken soll, könnten Sie über das Ergebnis erstaunt sein. Sie haben Schmerzen in der Hüfte? Erzeugen Sie einen Klang, und spielen Sie ein wenig mit der Tonhöhe – vielleicht senken Sie ihn ein wenig, während Sie den Klang mit der Intention programmieren, Ihre Hüfte in Schwingung zu versetzen. Dann versuchen Sie, während Sie summen und diese Intention zu Ihrer Hüfte senden, Ihrem Summen eine weitere Intention hinzuzufügen (wir haben nie behauptet, dass man jeweils nur eine Intention auf den Klang projizieren kann). Vielleicht versuchen Sie während des Summens, sich ein helles goldenes Licht vorzustellen, das beruhigend und heilend zu Ihrer Hüfte fließt. Das ist natürlich nur ein Beispiel, was man tun könnte. Wie gesagt, die Möglichkeiten sind unbegrenzt. Zu summen, während Sie dem Klang eine Intention encodieren, ist eine wirksame Methode, die Ihnen lernen hilft, wie Sie den Klang auf verschiedene Körperteile projizieren können.

Beim Summen treten darüber hinaus die spezifischen physiologischen Effekte auf, die wir oben bereits erläutert haben. Dazu zählen:

- → Erhöhter Sauerstoffgehalt in den Zellen
- → Verringerter Blutdruck und geringere Herzschlagrate
- → Verstärkte Lymphzirkulation
- → Erhöhte Melatoninwerte
- → Verminderte Spiegel stressbedingter Hormone
- → Ausschüttung von Endorphinen – biochemischer Opiate, die mit Heilungsförderung in Verbindung stehen
- → Ausschüttung von Oxytocin, dem „Vertrauenshormon“

Intention und Summen

Als Lernende auf dem Gebiet der Wissenschaft und der Spiritualität wissen wir auf einer tieferen Ebene, dass Klänge schon allein extrem wirksam sind. Wird der Aspekt der Intention hinzugefügt, können sich wirklich außergewöhnliche Dinge ereignen. Doch bevor wir Ihnen Anleitungen für spezielle Übungen erläutern, wollen wir Ihnen noch ein paar Gedanken über die Intention mit auf den Weg geben.

Wir persönlich haben die Erfahrung gemacht, wenn wir Schmerzen oder Unbehagen zum Beispiel im Kopf oder an einer anderen Stelle des Körpers verspürten und die Wirkung des Summens auf diesen Bereich konzentrierten, dass diese Schmerzen häufig (und gewöhnlich ganz überraschend) verschwanden oder zumindest nachließen. Die Linderung könnte auf die Ausschüttung von Stickoxid, auf die Produktion von Endorphinen, auf eine Entspannungsreaktion oder irgendeinen anderen physiologischen Faktor zurückzuführen sein. Es steht außer Zweifel, dass es zu diesen physiologischen Effekten kommt. Doch wir wissen aus eigener Erfahrung, dass die mit dem Klang verbundene Intention die entscheidende Komponente ist. Sobald wir mit einer bewussten Intention summen, ist die Wirkung stark und finden entscheidende Veränderungen statt.

Wie bereits erwähnt, können unendlich viele Krankheitszustände mithilfe des bewussten Summens positiv beeinflusst werden. Manchmal summen wir, um den Blutfluss in unser Gewebe zu verbessern. Bei anderen Gelegenheiten, wenn wir uns zum Beispiel gestresst fühlen, nehmen wir uns ein paar Minuten Zeit, um zu summen und zur Ruhe zu kommen. Wir visualisieren buchstäblich, wie das Summen, während wir den Klang erzeugen, durch den ganzen Körper vibriert.

Zweifelsohne tragen alle physikalischen Effekte des Summens dazu bei, doch wir wissen, dass die Intention, die wir auf den Klang encodieren, das Ergebnis ebenfalls beeinflusst.

Wir haben erwähnt, dass die Möglichkeiten, mithilfe derer Sie Ihre Intention dem selbst erzeugten Klang einprogrammieren können, scheinbar endlos sind, weil das bewusste Summen lediglich durch Ihr Bewusstsein beschränkt ist. Sie könnten beispielsweise Schmerzen in einem Körperteil haben und sich einen Engel oder ein anderes göttliches Wesen vorstellen, das heilende Energie in diesen Bereich sendet. Oder Sie können sich vorstellen, dass Sie alle Ihre Zellen mit Vitalität encodieren und damit jedes Ungleichgewicht im Energiehaushalt ausgleichen. Wir kennen Menschen, die dadurch, dass sie ihre Intention mit Klängen verknüpften, alle Arten scheinbar wundersamer Dinge erlebt haben.

Eine Anwendung des Summens, die wir bis jetzt nur kurz angesprochen haben, ist die Tatsache, dass es als innere Massage wirken und alle Zellen im Bereich des Körpers, auf den das Summen gerichtet wurde, beeinflussen kann. Ebenso wie die zahlreichen Geräte auf dem Markt, die äußerlich Vibrationen anwenden und dazu beitragen, schmerzende Körperbereiche zu beruhigen, so scheint das Summen das Gleiche auf natürliche Weise bewerkstelligen zu können. Das Summen vollbringt dies innerlich und erreicht Körperstellen, die viele dieser Massagegeräte nicht erreichen. Die positiven Wirkungen liegen auf der Hand, einschließlich der Resonanz unserer inneren Zellen, wenn diese mithilfe von Klängen in Schwingung versetzt wurden. Diese Vibrationen können viele der Klangeffekte hervorrufen, auf die wir bereits hingewiesen haben: die Zellen mit Sauerstoff versorgen und die Ausschüttung vieler vorteilhafter Hormone und chemischer Stoffe stimulieren.

Zahlreiche Energiemediziner, darunter auch bekannte Ärzte wie Dr. Ann Marie Chiasson, sind der Meinung, dass blockierte Energie im Körper Ungleichgewichte und Krankheiten hervorruft, wie sie in ihrem Buch *Energieheilung* erläutert. Schwingungen, wie zum Beispiel selbst erzeugte Klänge, führen zur Lösung und Verteilung dieser blockierten Energie, was zum Heilungsprozess beiträgt. Sobald Sie sich die Fähigkeit angeeignet haben, Intention auf den Teil des Körpers zu übertragen, der den Klang benötigt, werden Sie es einfacher finden, den Klang auf diesen Bereich zu projizieren. Dann wird das Summen zu einer wahrlich wirkungsvollen Heilmethode.

Wenn wir mit dem Summen beginnen, haben wir häufig eine spezielle Absicht im Sinn – vielleicht, um durch das Summen die Steifheit im Nacken zu beheben. Wir summen und projizieren unseren Klang auf diesen Bereich des Körpers. Die Ergebnisse können fantastisch sein! Andere Male summen wir ohne spezifisches Anliegen. Wir vertrauen einfach darauf, dass der Klang, den wir erzeugen, bewirken wird, was für uns das Beste ist. Vielleicht ist das eine Intention an sich.

Bitte hören Sie sich Track 5 der Übungs-Audiotracks an.

Summen Sie Ihre Wirbelsäule hinauf und hinunter

Eine der ersten Summübungen, die Jonathan machte, liegt mehr als fünfunddreißig Jahre zurück und fand unter Anleitung des Lehrmeisters Dr. John Beaulieu statt. Für diese Übung gab Dr. Beaulieu die Anweisung: „Summen Sie Ihre Wirbelsäule hinauf und hinunter." Das kann eine lustige Übung sein, um zu experimentieren, und sie ist nützlich, um zu erleben, dass sowohl die Tonhöhe als auch die Intention die Resonanz des Klangs beeinflussen kann. Indem man sowohl Tonhöhe als auch Intention beim Summen auf etwas projiziert, wird es ganz einfach, den Klang des Summens die Wirbelsäule buchstäblich hinauf und hinunterfließen zu spüren. Diese Übung ist sehr nützlich, weil Sie dabei lernen, Ihr Summen auf verschiedene Körperteile zu lenken.

Es gibt viele Möglichkeiten, diese Übung durchzuführen. Manche Menschen summen mit einem Atemzug vom Scheitel bis zum Ende der Wirbelsäule. Einige können mühelos von einer Tonhöhe zur nächsten wechseln. Andere werden feststellen, dass es für sie am besten ist, wenn sie diese Übung langsam und methodisch durchführen. Wie Sie sich auch entscheiden, Sie sollten wissen, dass Sie mit einem sehr geringen Stimmumfang Ihren Körper hinauf- und hinuntersummen können; Sie müssen die Tonhöhe dabei nicht stark verändern. Falls Sie diese Übung in einer Gruppe machen, werden Sie sich womöglich wie eine Kinderschar im Kindergarten vorkommen. Ob in einer Gruppe oder allein, stellen Sie sich darauf ein, jeden Sinn für Würde und Stolz aufzugeben und zu einem kindlichen Sinn für Wunder und Abenteuer zurückzukehren. Niemand hat behauptet, dass Sie beim Summen ernst sein müssen. Schlagen Sie Bedenken in den Wind, und machen Sie einfach eine lustige Erfahrung. Sie wird unter anderem dazu beitragen, dass Sie entspannt summen können.

Wir schlagen vor, dass Sie sich für diese Übung fünfzehn Minuten Zeit nehmen – fünf Minuten für das Summen, fünf Minuten für die Entspannung und fünf Minuten dafür, wieder richtig zu sich zu kommen. Bitte beschränken Sie das tatsächliche Summen auf etwa fünf Minuten.

→ *Schließen Sie die Augen, nehmen Sie langsam ein paar tiefe Atemzüge ins Zwerchfell, und befreien Sie sich damit von jeglichem Stress oder körperlicher Anspannung. Hören Sie, während Sie so atmen, in sich hinein, und spüren Sie, wie Sie sich fühlen.*
→ *Beginnen Sie zu summen, wenn Sie bereit sind, und denken Sie daran, dass Sie sich wohlfühlen und Ihre Stimme nicht überstrapazieren sollen. Beginnen Sie mit einem relativ hohen Summen, weil Sie die Tonhöhe nach und nach senken werden, wenn Sie Ihre Wirbelsäule hinunter wandern.*
→ *Konzentrieren Sie sich auf Ihren Oberkopf. Versuchen Sie, dort die Vibration zu spüren.*
→ *Senken Sie bei jedem Summen die Tonhöhe ein wenig, und spüren Sie zugleich, wie die Vibration des Klangs von Ihrem Oberkopf die Wirbelsäule hinunter wandert.*
→ *Wenn Sie beim tiefsten Summton angelangt sind, den Sie problemlos erzeugen können, spüren Sie diesen Klang am unteren Ende Ihrer Wirbelsäule. Summen Sie ein paar Minuten, und spüren Sie die Resonanz.*
→ *Jetzt sind Sie bereit, wieder zu Ihrem Ausgangspunkt zurückzusummen. Mit jedem Summen heben Sie die Tonhöhe ein wenig an, während Sie zugleich spüren, wie die Vibration des Klangs Ihre Wirbelsäule hinauf wandert.*
→ *Wenn Sie die höchste Tonhöhe erreicht haben, die Sie problemlos erzeugen können, und die Vibrationen wieder in Ihrem Oberkopf zu spüren sind, sind Sie am Ende der Übung angelangt.*
→ *Bleiben Sie mit geschlossenen Augen noch fünf Minuten sitzen, und achten Sie auf Veränderungen in Ihrem Körper – stimmen Sie sich auf alles ein, was Sie während dieser Übung gespürt haben.*
→ *Schlagen Sie die Augen auf, wenn Sie dazu bereit sind. Beginnen Sie, sich zu erden, indem Sie sich Ihrer Umgebung wieder*

bewusst werden. Vielleicht wollen Sie Ihre Finger und Zehen ein wenig bewegen, weil es dazu beitragen kann, Sie wieder in Ihren Körper zurückzuführen. Sobald Sie sich wieder ganz präsent (und überhaupt nicht benommen oder benebelt) fühlen, können Sie aufstehen.

Die Übertragung der Intention

Diese Übung kombiniert vieles von dem, was wir bereits gelernt haben, mit der tatsächlichen Übertragung der Intention. Sobald Sie die Macht des Summens mit Intention wirklich erlebt haben, werden Sie womöglich täglich summen wollen.

Manchmal hat man so viele denkbare Intentionen, dass es schwierig wird, diese auf eine einzige zu beschränken. Ist das der Fall, dann sollten Sie sich daran erinnern, dass diese Übung nur ein Anfang ist, und dass Sie morgen mit einer anderen Intention arbeiten können. Wählen Sie für den Beginn einfach eine Intention aus. Schließlich ist das eine Gelegenheit zu experimentieren, und denken Sie daran, dass Sie für sich selbst das beste Labor sind. Ein Vorschlag: Die Intention, mit der sich besonders leicht beginnen lässt, ist die Dankbarkeit; stellen Sie sich lediglich vor, beim Summen Dankbarkeit durch Ihren Körper zu senden.

Wir schlagen vor, dass Sie sich für diese Übung fünfzehn Minuten Zeit nehmen – fünf Minuten für das Summen, fünf Minuten für die Entspannung und fünf Minuten dafür, wieder richtig zu sich zu kommen. Bitte beschränken Sie das tatsächliche Summen auf etwa fünf Minuten.

→ *Schließen Sie die Augen, nehmen Sie langsam ein paar tiefe Atemzüge ins Zwerchfell, und befreien Sie sich damit von jeglichem Stress oder körperlicher Anspannung. Hören Sie, während Sie so atmen, in sich hinein, und spüren Sie, wie Sie sich fühlen.*

- *Jetzt überlegen Sie ein paar Augenblicke, welche Intention Sie wählen wollen. Lassen Sie sich so viel Zeit, wie Sie benötigen, um zu entscheiden, wie Sie Ihre Intention beim Summen gern einsetzen möchten.*
- *Wenn Sie bereit sind, beginnen Sie mit dem Summen, und denken Sie daran, dass Sie sich wohlfühlen und Ihre Stimme nicht überstrapazieren sollen. Summen Sie in dem Wissen, dass Sie ein Ziel haben – Ihre Intention wurde übertragen. Jetzt summen Sie bewusst. Manchmal ist es sehr hilfreich, während der Übertragung der Intention die Tonhöhe zu wechseln, um die mit Ihrer Intention encodierte Resonanz spüren zu können.*
- *Summen Sie etwa fünf Minuten lang. Wenn Sie dazu bereit sind, beenden Sie Ihr Summen.*
- *Bleiben Sie mit geschlossenen Augen noch fünf Minuten sitzen, und achten Sie auf Veränderungen in Ihrem Körper – stimmen Sie sich auf alles ein, was Sie während dieser Übung gespürt haben.*
- *Schlagen Sie die Augen auf, wenn Sie dazu bereit sind. Beginnen Sie, sich zu erden, indem Sie sich Ihrer Umgebung wieder bewusst werden. Vielleicht wollen Sie Ihre Finger oder Zehen ein wenig bewegen, weil es dazu beitragen kann, Sie wieder in Ihren Körper zurückzuführen. Sobald Sie sich wieder ganz präsent (und überhaupt nicht benommen oder benebelt) fühlen, können Sie aufstehen.*

Wenn Sie das Summen zum ersten Mal mit Intention kombinieren, ist das Erlebnis häufig recht tief greifend. Können Sie nach dieser Übung einen Unterschied in Ihrem körperlichen, emotionalen oder mentalen Zustand wahrnehmen? Konnten Sie Ihre Absicht erfolgreich auf den Klang übertragen?

Verarbeitung Ihrer Erfahrung

Wir gratulieren Ihnen, wenn es Ihnen gelungen ist, mit Ihrer Intention beim Summen die gewünschte Wirkung zu erzielen. Zugleich bitten wir Sie, schonend mit sich umzugehen und sich Zeit zu lassen, die Erfahrung zu verarbeiten. Wie haben Sie sich gefühlt, bevor Sie den Klang erzeugt haben? Haben Sie einen Unterschied in Ihrem körperlichen, emotionalen oder mentalen Zustand festgestellt, nachdem Sie gesummt haben? Die Wirkung dieser Übung könnte stärker sein, als Sie vermuten. Daher ist es wichtig, in sich hineinzuhören und die Erfahrung einzuschätzen.

Ebenso wichtig ist, sich nicht entmutigen zu lassen, falls Sie keine speziellen Veränderungen feststellen, nachdem Sie diese oder jede andere in diesem Buch beschriebene Übung beendet haben. Vielleicht waren Ihre Erwartungen ein bisschen hoch, was Sie damit erreichen wollten. Fünf Minuten bewusstes Summen werden beispielsweise nicht sofort eine chronische Krankheit heilen. Manchmal können Krankheiten, an denen wir schon lange leiden, sofort verschwinden, manchmal benötigen sie jedoch länger, um zu heilen. Außerdem ist es möglich, dass sich eine leichte Linderung Ihrer Krankheit einstellt, Sie diese aber noch nicht spüren.

Bedenken Sie, auch Babys beginnen nicht gleich zu laufen. Sie müssen zuerst lernen zu krabbeln, dann zu stehen. Schließlich müssen sie den ersten Schritt machen, ohne hinzufallen. Viele Kinder brauchen eine ganze Weile, bis sie richtig laufen lernen. Es kann immer eine gewisse Zeit in Anspruch nehmen, wenn wir etwas Neues lernen, und es ist wichtig, dass Sie während des Lernprozesses so behutsam wie möglich mit sich selbst umgehen.

In Bezug auf die Verknüpfung des Summens mit unserer Intention müssen wir uns zunächst mit Babyschritten begnügen. Seien Sie nicht enttäuscht, wenn das Ziel Ihres Summens nicht sofort erreicht wird. Bei manchen Menschen stellt sich der Erfolg schon beim ersten Versuch ein, bei anderen ist der Erfolg nur eine Frage der Zeit. Wie bei den meisten Dingen macht auch hier erst die Übung den Meister; je häufiger Sie das bewusste Summen praktizieren, desto versierter werden Sie darin, Ergebnisse zu erzielen.

Und bedenken Sie bitte – machen Sie sich keine Sorgen, wenn Sie scheinbar keinerlei Wirkung gespürt haben. Wir sind alle einzigartig schwingende Wesen und erleben manches anders und in unserer eigenen Zeit. Je häufiger Sie mit der Macht der Klänge (und der Stille) arbeiten und diese spüren, desto mehr Veränderungen werden sich manifestieren, desto bewusster werden sie Ihnen werden und desto leichter werden sie sich einstellen.

Die Wirkung feinstofflicher Energie

Klänge werden der Kategorie der „Energiemedizin" zugeordnet. Häufig werden sie, ebenso wie die Akupunktur, die Lichttherapie und die therapeutische Berührung, als Heilmethode eingestuft, die „feinstoffliche Energie" nutzt. Es handelt sich um eine Energie, die häufig erspürt statt gefühlt werden muss, weil sie so „fein" ist, dass man sie manchmal nur schwer wahrnehmen kann. Ein Beispiel der feinstofflichen Energie ist das elektromagnetische Feld, das den Körper umgibt und häufig als „Aura" oder „Aurafeld" bezeichnet wird. Viele Energieheiler unterschiedlicher Fachrichtungen arbeiten mit Aspekten dieses Feldes, um den Körper zu beeinflussen.

Zwar muss die Bestätigung der feinstofflichen Energie in angesehenen wissenschaftlichen Zeitschriften erst noch dokumentiert werden, doch einige der Heilmethoden, die damit arbeiten, wie zum Beispiel die Akupunktur, wurden schon lange getestet und ihre Wirksamkeit nachgewiesen. Während westliche Wissenschaftler noch genau beweisen müssen, weshalb die Akupunktur wirkt, ist klar, dass sie in China und in vielen anderen Ländern, wo sie akzeptiert ist und umfassend angewandt wird, nicht seit Jahrtausenden eingesetzt würde, wenn sie nicht wirksam wäre.

Die wahrscheinlich beste Erklärung dafür, dass diese feinstofflichen Energieheilmethoden wirken, ist ganz einfach. Wie wir bereits erwähnt haben, ist alles in Schwingung, auch unser Körper. Deshalb ist ein Ungleichgewicht im Körper gewöhnlich das Ergebnis einer Blockade der energetischen Vibrationen – der natürlichen harmonischen Resonanz des Körpers, wenn Sie so wollen. Um diese Blockade aufzulösen, ist nichts weiter nötig, als diese verstimmte Vibration zu verändern. Je nach Krankheit und abhängig davon, wie lange man schon daran leidet, können die Veränderung der Vibrationen und die Auflösung der Blockade ganz einfach oder aber recht schwierig sein.

Wie verändern wir blockierte Energie? Es kann ganz unkompliziert sein: zum Beispiel mithilfe des Summens mit Intention, die auf einen bestimmten Bereich gelenkt wird, in dem die Energie blockiert ist. Stellen Sie sich das Summen als Klangmassage vor. Hatten Sie schon einmal einen schmerzhaften Krampf in Ihrem Arm (oder an irgendeiner anderen Körperstelle)? Das haben wir fast alle schon einmal erlebt. Sie haben den Arm ein bisschen massiert, und mit einem Mal war der Schmerz verschwunden. Was war passiert? Man könnte sagen, dass die Energie im Arm blockiert war und Sie die Blockade durch das Massieren der schmerzhaften Stelle gelöst haben. Der Nutzung des Summens liegt im Wesentlichen das gleiche Prinzip zugrunde.

Vielleicht fragen Sie sich, wie das Summen einen Schmerz beispielsweise in Ihrer Hüfte lindern kann. Wir wollen Sie hier noch einmal auf die Tatsache hinweisen, dass das Summen durch die Nutzung von Klängen als feinstoffliche Heilungsenergie (mithilfe Ihrer Intention) durch den Körper an die Stelle gelangen kann, die Sie in Schwingung versetzen wollen, um die blockierte Energie zu lösen.

Dabei handelt es sich eindeutig um eine Vorstufe der fortgeschrittenen Arbeit mit Klängen, aber wir sind der Meinung, dass Sie, nachdem Sie alle vorangegangenen Übungen durchgeführt haben, an einem Punkt angelangt und bereit sind, sich auf diese fortgeschrittene Stufe zu begeben. Jetzt ermuntern wir Sie, Ihr Summen mit einer starken Überzeugung zu erweitern. Anstatt nur zu „denken“, dass Ihr Summen eine positive Wirkung haben kann, wissen Sie mit Sicherheit, dass es diesen Effekt hat. Und Sie spüren es, während Sie den Klang erzeugen. Es handelt sich um eine wirksame Methode, Ihre Fantasie zu nutzen, und sie ist überaus wichtig, wenn es darum geht, Ihre Fähigkeit zu verbessern, die Intention auf Ihren Klang zu projizieren.

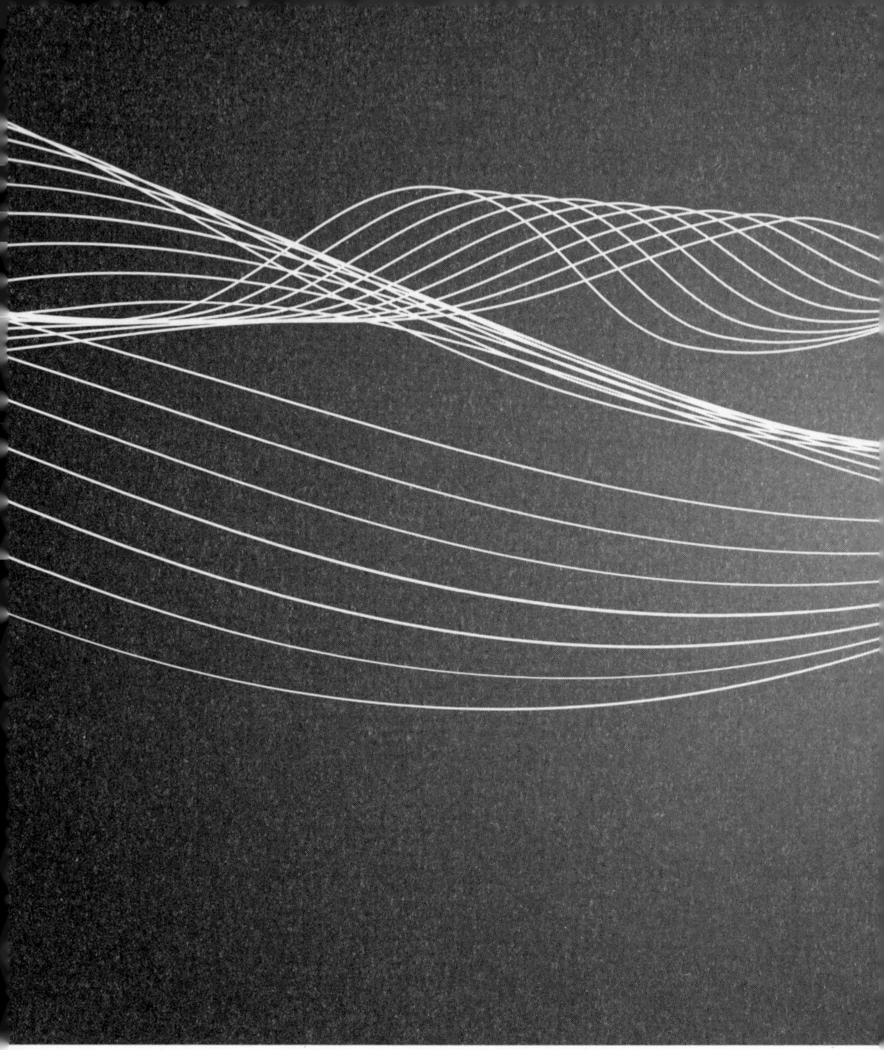

Kapitel 7: Das Yoga des Summens

Summübungen für Fortgeschrittene

Heutzutage hat man den Eindruck, dass es ebenso viele Yogastudios wie Sport- und Fitnessstudios gibt. Yoga ist heute vielleicht sogar noch beliebter, als es Aerobic in seinen besten Jahren war. Tatsächlich werden die beiden Disziplinen – Yoga und Aerobic – von Laien häufig als ähnliche Methoden in Bezug auf die körperliche Fitness betrachtet.

Wir sind beide schon seit vielen Jahren begeisterte Yoga-anhänger und wissen, dass Yoga so viel mehr umfasst als den körperlichen Aspekt unseres Wohlbefindens. In unserer westlichen Kultur besteht Yoga meistens darin, eine Gruppe von Menschen zu versammeln und ihnen als Teil der Hatha-Yoga-Tradition die *Asanas*, das heißt die Körperstellungen, beizubringen. Diese Haltungen sollen die körperliche Fitness und Beweglichkeit fördern und weitere Vorteile mit sich bringen. Und das ist richtig. Doch das Wort *Yoga* ist ein Begriff aus dem Sanskrit und bedeutet „Joch" beziehungsweise „Einheit", und das Praktizieren von Yoga ist eine Methode, mit der wir unseren Körper, unseren Geist und unsere Seele unterstützen und in Einklang mit dem Göttlichen gelangen. Es gibt, wie wir sehen werden, neben dem Hatha Yoga viele Yogapfade.

Die Suche nach unterschiedlichen Yogaschulen erwies sich jüngst als sehr interessant. Wir haben herausgefunden, dass in Indien zwar seit Jahrtausenden das anerkannte Yoga praktiziert wird, das viele verschiedene Formen umfasst, im Westen dagegen lediglich ein halbes Dutzend Yogaschulen anerkannt sind – alles Varianten der Tradition des Hatha Yoga, das sich hauptsächlich auf den Körper konzentriert. Darüber hinaus scheinen sich die meisten dieser Schulen erst in den vergangenen zwanzig Jahren etabliert zu haben.

Verschiedene Yogapfade

Yoga ist, wie bereits erwähnt, eine uralte Tradition. Es gibt neben dem Hatha Yoga zahlreiche unterschiedliche Schulen, Stile und Pfade. Hier seien einige davon genannt:

- **Bhakti Yoga.** Dabei handelt es sich um ein Andachts-Yoga, das sich auf Meditation über die verschiedenen Götter und Göttinnen des hinduistischen Pantheons konzentriert.
- **Karma Yoga.** Diese Yogaform wird oft als Yoga des selbstlosen Dienstes am Göttlichen durch altruistisches Handeln verstanden.
- **Laya Yoga.** Diese Yogaform ist auch unter dem Namen Kundalini Yoga bekannt und konzentriert sich auf die Energie in der Wirbelsäule und insbesondere in den Chakren. Sie beinhaltet Meditation, Pranayama (Atemübungen) und Mantra Yoga.
- **Mantra Yoga.** Diese Yogapraxis nutzt die Wiederholung heiliger Klänge, um spezielle Energien und Gottheiten herbeizurufen und sich mit ihnen zu vereinen. Die heiligen Klänge können gesungen oder im Stillen gesprochen werden.
- **Raja Yoga.** Diese Yogaform scheint alle yogischen Stile und Praktiken zu vereinen und konzentriert sich auf die Beherrschung des Geistes und auf die Meditation.
- **Shabd Yoga.** Dieses Yogaform, auch Nada Yoga genannt, ist das Yoga der Aufmerksamkeit. Durch das Zuhören kann der Praktizierende tiefe Stufen der Meditation und die Einheit mit dem Göttlichen erlangen.
- **Yantra Yoga.** Diese Yogapraxis konzentriert sich auf die Nutzung von bildlichen Vorstellungen und von Formen, um Einheit mit dem Göttlichen zu erlangen. Die Visualisierung ist ein Hauptaspekt dieser Praxis.

Wie Sie sehen, beinhalten zumindest zwei Yogatraditionen speziell die Nutzung von Klängen – Mantra Yoga und Shabd Yoga. Darüber hinaus werden auch bei vielen anderen yogischen Traditionen Klänge eingesetzt, wie zum Beispiel Andachtsgesänge beim Bhakti Yoga und Chakragesänge beim Laya Yoga.

Summen und die Yogasutras

Nachdem wir das Summen schon viele Jahre genutzt hatten, wurde unser Interesse daran durch unsere Yogapraxis neu geweckt. Wir unterrichteten in Yogaville, dem von Sri Swami Satchidananda gegründeten Ashram (er war der Guru, der beim Woodstock Festival 1969 als Eröffnungsredner auftrat). Während unseres Aufenthalts in Yogaville stießen wir auf eine von Sri Swami Satchidananda übersetzte Ausgabe von *Die Yogasutras von Patanjali*. Diese um 400 v. Chr. verfasste Schrift ist einer der bekanntesten Texte der Yogatradition. Uns fiel ein Vers, Sutra 1.27, ins Auge. Darin erklärt Sri Swami Satchidananda, der ursprüngliche Klang der Schöpfung sei das Summen von *prana* (der Lebensenergie) gewesen – der Klang vibrierender Energie. Diesem Klang, der später als *Ishwara* bezeichnet wurde, gab man den Namen *Om*. Sri Swami Satchidananda schreibt:

„Das Wort für Isvara ist der mystische Klang Om. Weil es uns schwerfällt, irgendetwas zu verstehen, was keinen Namen hat, will Patanjali dem herrlichen *Purusha* einen Namen geben. Selbst wenn Er keine bestimmte Form annimmt, sollte Er einen Namen haben. Aber ‚Isvara' ist ein begrenzter Name; auch der Name ‚Gott' ist begrenzt, weil die einzelnen Vibrationen der Buchstaben begrenzt sind. Deshalb wünscht Patanjali ein Wort, das eine unbegrenzte Vorstellung und Vibration wiedergibt und sämtliche Vibrationen umfassen kann, alle Klänge und Silben, weil Gott unendlich ist. Deshalb sagt Patanjali, Sein Name sei ‚Mmmm'. Wir können ‚Mmmm' nicht leicht aussprechen, deshalb wird es Om geschrieben. Om wird *pranava* genannt, was ganz einfach ‚summen' bedeutet."[21]

Wir beide mussten zweimal hinschauen, bis uns klar wurde, dass dieser verehrte spirituelle Meister festgestellt hatte, dass der Klang des Ursprungs aller Manifestationen das Summen war. Dieser Klang wurde schließlich *Om* genannt.

Kurz darauf stießen wir in der Zeitschrift *Integral Yoga* auf einen von Reverend Jaganath Carrera verfassten Artikel, der ebendieses Sutra zum Thema hatte:

„Sutra 1.27 Das Wort für Isvara ist der mystische Klang Om. Dieses Sutra bringt uns den Namen OM nahe, der Isvara bedeutet. Im Sanskrit ist das Wort ‚Om' nicht bekannt. Stattdessen finden wir den Begriff ‚pravana', das Summen von prana ... Weil ‚pravana' nicht leicht gesungen werden kann, wird ihm der Name ‚Om' gegeben. Es schwingt stets in uns und wiederholt das Drama von Schöpfung, Evolution und Auflösung auf vielen Ebenen. Bei tiefer Meditation kann dieses Summen wahrgenommen werden, wenn externe Klänge transzendiert werden und das innere Geplapper zur Ruhe kommt."[22]

Jonathan hatte viele Jahre zuvor ein später preisgekröntes Album mit dem Titel *Ultimate Om* herausgebracht, für das er das von Tausenden Menschen in einem Tempel gesungene Om aufgenommen hatte, die in unterschiedlichen Momenten atmeten, sodass sich ihre Stimmen überlappten. Ein paar Jahre später fragte sich Jonathan, wie sich wohl eine Aufnahme anhören würde, wenn Tausende Menschen „Om" summen (anstatt singen) würden. Ob es wohl anders wäre? Er brachte ein neues Album mit dem Titel *Cosmic Hum* heraus. Und tatsächlich waren sich die Klänge der beiden Aufnahmen sehr ähnlich. Dieses Experiment weckte in uns beiden das Interesse an der Macht des Summens aufs Neue.

Unser nächster Schritt war die Bestätigung seiner Wirkkraft. Nachdem wir von unserer Vortragsreise von Sri Swami Satchidanandas Ashram zurückgekehrt waren, nahmen wir Kontakt zu einem Experten der Yogatradition auf (der damals zufällig unser Nachbar war) und fragten ihn nach dem Verhältnis von Summen und Yoga. Er schickte uns eine E-Mail, die aus lediglich zwei Wörtern bestand: „Bhramari Pranayama."

Die Bhramari Pranayama

Wir wussten, dass Pranayama in der Yogatradition die Wissenschaft der Atmung ist. Einige Nachforschungen ergaben, dass der Begriff *Bhramari Pranayama* im Sanskrit „Bienen-Atmung" bedeutet und im Grunde eine Anwendung des selbst erzeugten Summtons ist.

Als wir Recherchen über die Bhramari Pranayama durchführten, erfuhren wir, dass sie angeblich zahlreiche physiologische Vorzüge besitzt – Vorzüge, die denjenigen ganz ähnlich sind, die wir in Kapitel 1 erwähnten und die dem Summen zugeschrieben werden. Die unten aufgelisteten Vorzüge sind eine Zusammenfassung der Informationen, die wir auf verschiedenen Webseiten[23], welche sich auf die Bhramari Pranayama konzentrierten, gefunden haben.

Die Bhramari Pranayama soll insbesondere:
- → Die Schilddrüse anregen und den Stoffwechsel ankurbeln
- → Die Hormonausschüttung ins Gleichgewicht bringen
- → Die Serotoninausschüttung anregen
- → Den Blutzuckerspiegel ausgleichen
- → Die Verbrennung von Fetten verbessern

- Alzheimer vorbeugen
- Das Hörvermögen verbessern[24]
- Migräneattacken abmildern
- Schnell zu anhaltender Entspannung führen
- Das Herz-Kreislauf-System stärken
- Durch Schweißabsonderung zur Abkühlung des Körpers und zu einem Gefühl der Verjüngung beitragen
- Die Blutzirkulation regulieren und den Blutdruck senken
- Atemwegserkrankungen, Asthma und Schilddrüsenprobleme lindern
- Das endokrine System kontrollieren, um eine problemlose Schwangerschaft zu ermöglichen und die Geburt zu erleichtern
- Zuversicht aufbauen
- Die Funktion des Nervensystems verbessern
- Die Hypophyse aktivieren
- Konzentrationsfähigkeit, Gedächtnisleistung und Aufmerksamkeit verbessern
- Die Kundalini-Energie erwecken
- Lähmungen abmildern
- Nebenhöhleninfekte lindern
- Die Zirbeldrüse stimulieren
- Schlaflosigkeit heilen
- Das Zentralnervensystem und den Gehirncortex mit Energie versorgen
- Dem Praktizierenden eine sonore Stimme verleihen
- Halsbeschwerden lindern
- Zorn, Ruhelosigkeit, Frustration und Ängste verringern

Das ist eine ganze Menge! Vielleicht sind Sie der Meinung, es ist unmöglich, dass die einfache Übung eines selbst erzeugten Klangs eine solch erstaunliche Heilwirkung haben kann. Es ist zwar richtig, dass viele dieser Behauptungen wissenschaftlich noch nicht nachgewiesen sind, doch von besonderem Interesse ist die Tatsache, dass sie in so vielen unterschiedlichen Quellen über die Vorzüge der Bhramari Pranayama zu finden sind. So kann beispielsweise Kundalini, eine wirkungsvolle Lebensenergie, die in der Wirbelsäule angesiedelt ist und in vielen Systemen der Energiemedizin eine prominente Rolle spielt, gegenwärtig mit keinem Instrument gemessen werden. Wir haben also keine wissenschaftliche Dokumentation vorliegen, die die Feststellung, dass die Bhramari Pranayama die Kundalini-Energie erweckt, bestätigt. Das heißt aber nicht, dass die Kundalini-Energie nicht real ist. Jeder, der erlebt hat, wie die Kundalini-Energie seine oder ihre Wirbelsäule hinaufgewandert ist, ist sich ihrer Kraft bewusst. Es bedeutet lediglich, dass wir sie – noch – nicht messen können.

Bei unserer Arbeit mit Klängen haben wir viele außergewöhnliche Ereignisse beobachten können, auch erstaunliche Heilungserfolge. Doch wie Jonathan in seinem ersten Buch, *Heilende Klänge*, bereits erwähnte, sind die Kameras und Wissenschaftlerteams gewöhnlich nicht vor Ort, wenn sich Wunder ereignen. Das heißt aber nicht, dass es diese Wunder nicht gibt. Und es bedeutet nicht, dass die vielen Tausend Menschen, die von unglaublichen Heilungen durch Klänge berichten, nicht die Wahrheit sagen. Wir erwähnen dies, weil wir im nächsten Kapitel auf einige Dinge zu sprechen kommen werden, die scheinbar unglaublich oder unvorstellbar sind. Das heißt aber nicht, dass sie nicht möglich beziehungsweise nicht wahr sind.

Neulich haben wir uns im Fernsehen eine Sendung der Wissenschaftsserie *Nova* angeschaut. In dieser Folge ging es um die Beziehungen zwischen den Spezies – bei einem Beispiel handelte es sich um einen Hund und einen Gepard, die sich wie gute Freunde verhielten, bei einem anderen um eine Ziege, die es sich zur Aufgabe gemacht hatte, ein blindes Pferd zur Weide und wieder zurück zu führen. Es war ganz verblüffend und wirklich herzerwärmend, diese Tiere miteinander umgehen zu sehen. Einer der durch die Sendung führenden Wissenschaftler meinte, solche Beziehungen würden auf eine Art von Empathie zwischen Tieren hinweisen, und solche Anekdoten müssten weiter untersucht werden.

Dann sagte er etwas, was für unsere Arbeit so relevant zu sein scheint, dass wir es uns notierten. Es ging um Folgendes: „Der Plural von Anekdote ist Datenmaterial." Was er damit meinte, war: Wenn genügend Menschen von einem Phänomen (hier einer Anekdote) berichten, ist die Wahrscheinlichkeit groß, dass es wahr ist (und als Datenmaterial erfasst wird).

Om versus Summen

Es gibt viele Quellen, die beschreiben, wie die Bhramari Pranayama zu praktizieren ist, aber natürlich fallen die Beschreibungen etwas unterschiedlich aus. Das entspricht unserem Prinzip der Flexibilität bei der Praxis des Summens; man summt in der Art und Weise, die einem als einzigartig vibrierendes Wesen am geeignetsten erscheint. Bei der Bhramari Pranayama scheint es einige Auseinandersetzungen darüber zu geben, ob der Klang als „Om" oder als Summen erzeugt werden soll. Hier folgt eine Beschreibung der Bhramari Pranayama:

„Bei dieser Atemübung sollen Ihre Lippen geschlossen sein, und Sie sollen in Ihrem Hals leise einen sanften Ton wie eine summende Biene erzeugen. Diese simple Übung trägt dazu bei, die Atmung gleichmäßig zu machen und den Geist zu beruhigen. Sie können die Vibrationen des Klangs in Ihrem Hals, Kiefer und Gesicht spüren. Diese Übung ist so einfach und klar, dass jeder sie ungeachtet von Alter und Erfahrungshintergrund durchführen kann."[25]

Eine weitere Beschreibung stammt aus einem phänomenalen Artikel des Nepal Medical College, das wir bereits in Kapitel 1 erwähnt haben, mit dem Titel *Sofortige Auswirkung der langsamen Atemübung Bhramari Pranayama auf den Blutdruck und die Herzschlagfrequenz*:

„Beim Ausatmen muss der Praktizierende das Wort ‚O-U-Mmmm' mit einem summenden nasalen Klang singen, der den Ton einer summenden Biene nachahmt, sodass die Innenwände des Kehlkopfs und der Nasenflügel leicht vibrieren."[26]

Unserer Ansicht nach haben die Klänge des Om und des Summens die gleiche Wirkung auf den Körper. Wie in Kapitel 5 beschrieben, kann der Klang *Om* als Vorstufe des Summens betrachtet werden. Wir haben beobachtet, dass manche Menschen Schwierigkeiten haben, einen reinen Summton hervorzubringen. Doch wenn sie zu Beginn des Summens ein kurzes „Oh" voranstellen, können sie in der Regel den Mund problemlos schließen und feststellen, dass sie ein wirksames „Mmmm"-Summen erzeugen. Und selbstverständlich sind die beiden Töne, wie Sri Swami Satchidananda erläutert (siehe Seite 138ff.), eng miteinander verbunden.

Mudras – Handgesten

Die Bhramari Pranayama ist eine Atempraxis, bei der Sie sanft und leise summen. Weil wir dies bei allen Übungen in diesem Buch getan haben, könnten Sie sagen, dass Sie Bhramari Pranayama bereits praktiziert haben.

Einige Formen der Bhramari Pranayama verlangen zusätzlich die Nutzung von Mudras. Mudras sind Handgesten, die sowohl sakrale als auch energetische Bedeutung haben. Die Anwendung von Mudras scheint eine authentischere und fortgeschrittenere Form dieser Yogatechnik zu sein. Die einfachste der für die Bhramari Pranayama verwendeten Mudras ist ein leichter Druck mit den Zeigefingern auf das Knorpelgewebe jedes Ohrs, um die Ohren sanft zuzudrücken (siehe Abbildung 7.1, Seite 146). Sie hat die gleiche Wirkung, als würden Sie Ihre Ohren mit den Handflächen zuhalten, um sich vor Außengeräuschen abzuschotten.

Bevor wir erstmals von der Bhramari Pranayama hörten, hatten wir schon mehrfach versucht, uns beim Summen die Ohren zuzuhalten. Es scheint unser Summen deutlich lauter zu machen und zugleich alle anderen externen Geräusche zu dämpfen. Deshalb fokussierte es den Klang unserer Stimme und verbesserte unser Hörvermögen. Und schließlich machte es die Erfahrung tief greifender und wirksamer, weil es das Meditationserlebnis verstärkt, das mit dieser Übung einhergeht.

Es gibt komplexere Mudras, die die Wirkung der Bhramari Pranayama noch weiter steigern sollen (siehe Abbildung 7.2). Laut der meisten Lehren dieser Yogapraxis ist die Anwendung von *shanmukhi mudra* eine fortgeschrittene Form der Bhramari Pranayama. Eine Variante dieser Mudra wird wie folgt durchgeführt: Heben Sie die Arme mit abgewinkeltem Ellenbogen,

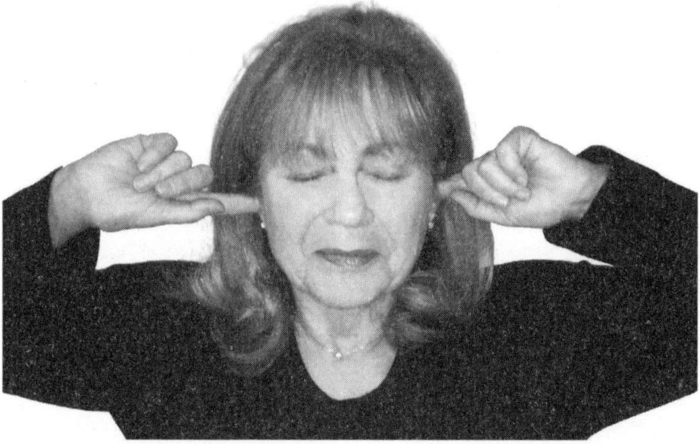

***Abb. 7.1** Eine einfache Mudra für die Bhramari Pranayama: Drücken Sie mit den Zeigefingern sanft auf die Ohrknorpel zwischen Wange und Ohrmuschel.*

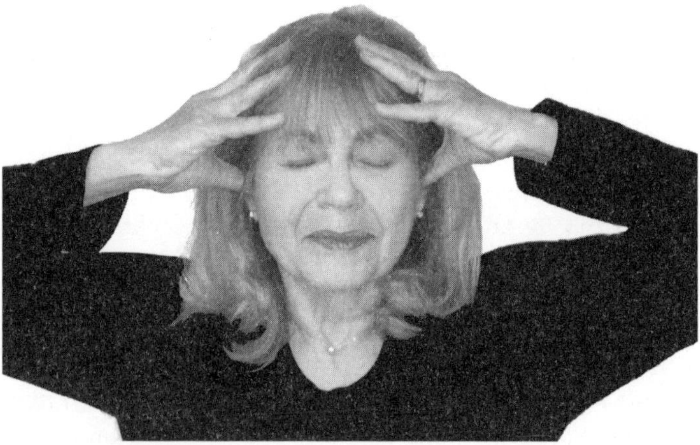

***Abb. 7.2** Eine Variante der Shanmukhi Mudra: die fortgeschrittenere Mudra für die Bhramari Pranayama.*

und halten Sie sich die Ohren zu, indem Sie die Daumenkuppen auf die Ohren legen. Wenden Sie keinerlei Druck an. Jetzt legen Sie die Zeigefinger auf die Kopfseite. Die anderen drei Finger sollten über Ihrer Stirn liegen, wobei der kleine Finger direkt oberhalb Ihrer geschlossenen Augen zu liegen kommt.[27]

Wir selbst konnten keinen signifikanten Unterschied zwischen dem sanften Zuhalten der Ohren mithilfe der einfachen Mudra und der fortgeschrittenen Mudra-Form feststellen. Deshalb schlagen wir vor, dass Sie beide Mudras ausprobieren, um diese selbst zu erleben. Bitte bedenken Sie, dass wir während unserer Recherchen über die Bhramari Pranayama auf Unstimmigkeiten und Widersprüche der Informationen über diese Yogapraxis gestoßen sind. In manchen Quellen heißt es, man müsse stets durch die Nase atmen. Andere behaupteten, der erste Atemzug solle durch den Mund, der nächste durch die Nase erfolgen. In einigen Quellen heißt es, das Summen solle mit hoher Tonhöhe durchgeführt werden, in anderen, dass eine tiefe Tonhöhe empfehlenswert sei.

Da wir überzeugte Verfechter der Flexibilität sind – insbesondere bei der Arbeit mit Klängen –, störten wir uns nicht an den vielen Varianten von Atmung, Klang und Mudras, die für die Bhramari Pranayama empfohlen werden. Unserer Meinung nach praktizieren Sie in jedem Fall eine Form dieser Yogatechnik, wenn Sie sich die Ohren zuhalten und ganz normal summen.

Doch wir räumen ein, dass die Bhramari Pranayama eine fortgeschrittene Yogatechnik darstellt, und das Wichtigste ist, sich daran zu erinnern, dass der Sinn jeder Yogatechnik in der Erlangung höherer Bewusstseinsebenen besteht. Die Praxis der Bhramari Pranayama ist heilig und wirksam und sollte auch als solche betrachtet werden. Sie ist natürlich ein außergewöhnliches Beispiel der bewussten Nutzung des Summens.

Achtsamkeit

Wir haben noch nicht über die Achtsamkeit gesprochen, und es ist unerlässlich, dass wir dies nachholen – insbesondere weil Achtsamkeit als Modewort zunehmend zu einem Begriff für eine tiefe Form der Meditation geworden ist, die Sie ins „Hier und Jetzt" versetzt. Jon Kabat-Zinn, der Begründer der auf Achtsamkeit basierenden Technik für den Stressabbau, ist der im Westen bekannteste Verfechter dieses Themas, und deshalb zitieren wir hier seine Definition von Achtsamkeit: „Aufmerksam sein, mit Absicht, in der Gegenwart, nicht wertend, bereit für die Entfaltung des Erlebens von Augenblick zu Augenblick."[28]

Durch die Erfahrung mit dem bewussten Summen scheint sich Achtsamkeit auf ganz natürliche Weise einzustellen. Wir sind der Meinung, dass Sie, wenn Sie Ihre Summübungen beendet haben, in sich hineinfühlen und im Augenblick leben, tatsächlich Achtsamkeit praktizieren.

Achtsamkeit erfüllt ebenso wie die Meditation viele Funktionen. Eine davon ist selbstverständlich der Stressabbau. Eine andere ist die Verbindung mit höheren Bewusstseinsebenen. Wir wissen, dass Sie während der Summübungen, die wir Ihnen empfohlen haben, bereits begonnen haben, diese beiden Eigenschaften zu erleben.

Bhramari Pranayama

Jetzt wollen wir uns auf die Erfahrung der Bhramari Pranayama vorbereiten. Um sie von den anderen in diesem Buch beschriebenen Übungen zu unterscheiden, denken wir, es wäre empfehlenswert, eine der beiden Mudras zu verwenden, die wir soeben erläutert haben. Schauen Sie sich die Abbildungen und Beschreibungen (siehe Seite 146) noch einmal an, und entscheiden Sie, welche Sie nutzen wollen.

Es gibt viele Möglichkeiten, Bhramari Pranayama durchzuführen. Sie können einfach dem Klang Ihres Summens lauschen, oder Sie konzentrieren sich auf die Wahrnehmung der Vibrationen in Ihrem Körper. Sie können sogar Ihre Fantasie einsetzen und während des Summtons zu höheren Bewusstseinsebenen aufsteigen. In der Yogatradition der Klänge zählt das Lauschen auf die inneren Geräusche, die während des Summens (oder danach, wenn Sie still dasitzen) vielleicht wahrgenommen werden, zu den tief greifendsten und wirksamsten Meditationspraktiken, und es kann eine außergewöhnliche Möglichkeit sein, sich mit dem Göttlichen zu verbinden. Dieser Ansatz für die Arbeit mit Bhramari Pranayama ist vielleicht die fortgeschrittenste der vielen existierenden Varianten.

Wir schlagen vor, dass Sie sich für diese Übung fünfzehn Minuten Zeit nehmen – fünf Minuten für das Summen, fünf Minuten für die Entspannung und fünf Minuten dafür, wieder richtig zu sich zu kommen. Bitte beschränken Sie das tatsächliche Summen auf etwa fünf Minuten.

- *Schließen Sie die Augen, nehmen Sie langsam ein paar tiefe Atemzüge ins Zwerchfell, und befreien Sie sich damit von jeglichem Stress oder körperlicher Anspannung. Hören Sie, während Sie so atmen, in sich hinein, und spüren Sie, wie Sie sich fühlen.*
- *Entscheiden Sie sich für eine der oben beschriebenen Mudras, und legen Sie die Hände in die für diese Mudra angegebene Position.*
- *Wenn Sie bereit sind, beginnen Sie mit dem Summen; denken Sie daran, dass Sie sich wohlfühlen und Ihre Stimme nicht überstrapazieren sollen. Lauschen Sie auf Ihr Summen, spüren*

Sie seine Resonanz, encodieren Sie es mit Ihrer Absicht, sich mit dem Göttlichen zu vereinen, oder mit einer Intention, die sich für Sie richtig anfühlt.

→ *Summen Sie etwa fünf Minuten lang. Wenn Sie dazu bereit sind, beenden Sie das Summen.*

→ *Lassen Sie die Hände in Ihren Schoß sinken, und entspannen Sie sich. Bleiben Sie mit geschlossenen Augen noch fünf Minuten sitzen, und achten Sie auf Veränderungen in Ihrem Körper – stimmen Sie sich auf alles ein, was Sie während dieser Übung gespürt haben.*

→ *Schlagen Sie die Augen auf, wenn Sie dazu bereit sind. Beginnen Sie, sich zu erden, indem Sie sich Ihrer Umgebung wieder bewusst werden. Vielleicht wollen Sie Ihre Finger oder Zehen ein wenig bewegen, weil es dazu beitragen kann, Sie wieder in Ihren Körper zurückzuführen. Sobald Sie sich wieder ganz präsent (und überhaupt nicht benommen oder benebelt) fühlen, können Sie aufstehen.*

Nehmen Sie sich einen Moment Zeit, und verspüren Sie ein Gefühl der Dankbarkeit für die Erfahrung, die Sie gerade gemacht haben. Vielleicht stellen Sie fest, dass die Bhramari-Pranayama-Technik das Erlebnis des Summens noch verstärkt hat. Wir sind überzeugt, dass Sie es genossen haben.

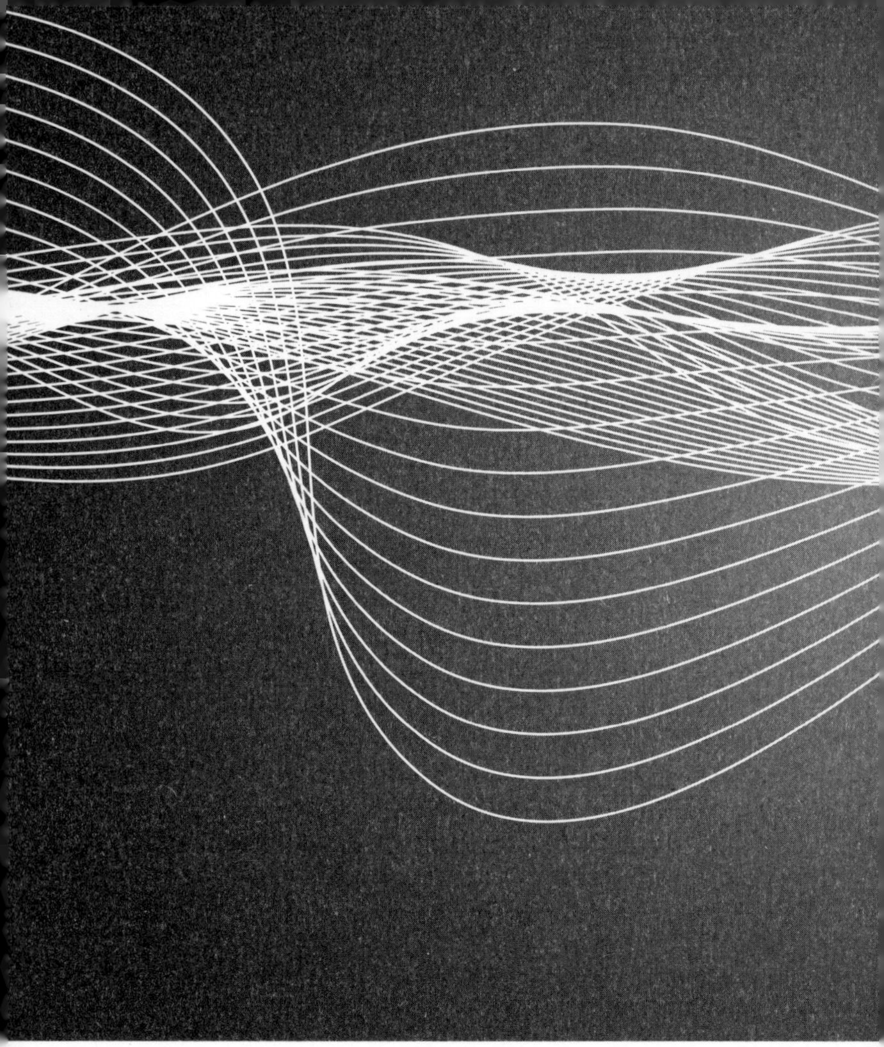

Kapitel 8: Die Summ-Hypothese

Dieses Kapitel, der krönende Abschluss unserer Arbeit über das Summen, könnte das wichtigste und bedeutsamste Material dieses Buches enthalten. Wir wollten ein gut lesbares Buch über das Thema Summen schreiben und hoffen, dass es bis jetzt relativ leicht verständlich und benutzerfreundlich war. Doch als wir immer tiefer in das Thema dieser scheinbar einfachsten aller Klänge eintauchten, erlangten wir Einblicke, stellten Verbindungen her und entdeckten weitreichende Möglichkeiten, die unseren Wunsch, ein einfaches Buch über das Summen zu schreiben, schließlich überlagerten. In diesem Kapitel werden wir uns mit diesen komplexeren Untersuchungen befassen. Für manche Leser wird dies vielleicht der beste Teil überhaupt sein.

Wir haben Ihnen am Anfang dieses Buches Informationen über die Macht der selbst erzeugten Klänge – insbesondere des Summens – erläutert, die von überprüften wissenschaftlichen Forschungsergebnissen, Artikeln und Aufsätzen stammen. Dann haben wir weitere Themen angesprochen, die nicht gerade herkömmlich sind, die wir aber für relevant hielten, wie zum Beispiel das Konzept der Intention, der Herz-Hirn-Kohärenz und der Quantenfelder. Jetzt freuen wir uns, dieses Buch mit Spekulationen über einige extrem wirksame, bis jetzt aber noch nicht nachgewiesene mögliche Phänomene des Summens zu beenden. Dieses – das umfassende, ungenutzte Veränderungspotenzial, das dem Summen zugrunde liegt – ist unsere zukunftsorientierte Summ-Hypothese.

Was ist eine Hypothese?

Im Merriam-Webster-Lexikon wird eine Hypothese wie folgt definiert: „Eine Idee oder Theorie, die nicht bewiesen ist, aber zu weiteren Untersuchungen und Diskussionen führt.“[29] Und tatsächlich haben wir festgestellt, dass aus wissenschaftlicher Perspektive die Forschung Beweise und Daten für unsere Summ-Hypothese vorgelegt hat, dass aber weitere Untersuchungen und Diskussionen erforderlich sind.

Wie von dem im vorangegangenen Kapitel erwähnten Wissenschaftler festgestellt wurde, bildet eine Reihe von

Anekdoten Datenmaterial. Dies war einerseits als Spaß gemeint. Andererseits meinte dieser Wissenschaftler es ganz ernst. Wenn immer wieder über ein Phänomen berichtet wird, wird es schließlich als wahr betrachtet. Es heißt ja nicht, dass ein Phänomen nicht wahr ist, nur weil es noch nicht durch klinische Forschungen oder wissenschaftliche Untersuchungen bewiesen wurde. Es befindet sich noch in der „anekdotischen Phase". Seine Zeit wird irgendwann kommen. Zwar müssen einige Aspekte unserer Summ-Hypothese erst noch nachgewiesen werden, doch ein großer Teil basiert bereits jetzt auf wissenschaftlich bestätigten physiologischen Phänomenen. Wir erläutern Ihnen unsere Hypothese, weil wir sie für richtig halten.

Neuronen und neuronale Netze

Ein Neuron, beziehungsweise eine Nervenzelle, ist eine elektrisch erregbare Zelle in unserem Gehirn, die Informationen mittels elektrischer und chemischer Signale verarbeitet und weiterleitet. Neuronen kommunizieren miteinander, indem sie Impulse (elektrochemische Signale) über die kleinen Lücken beziehungsweise Synapsen hinweg aussenden. Neuronen verbinden sich miteinander und bilden neuronale Netze. Jedes Neuron besteht aus drei Grundelementen:

❶ **Zellkörper oder Zellsoma.** Dieser Hauptbestandteil enthält alle wichtigen Komponenten der Zelle, wie den Nukleus, die Chromosomen, das Endoplasmatische Retikulum, die Ribosomen und die Mitochondrien.

❷ **Axon.** Diese längliche, kabelähnliche Verlängerung überträgt die elektrochemischen Impulse entlang der Nervenzelle. Das Axon ist von der Myelinscheide umhüllt.

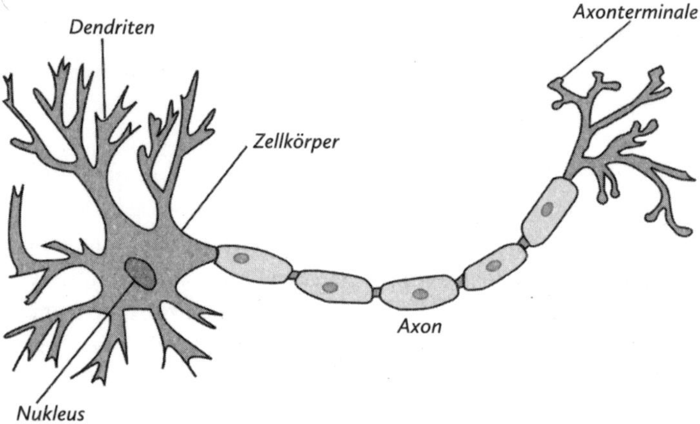

Abb. 8.1 *Ein Neuron mit Zellkörper, Axon und Dendriten*

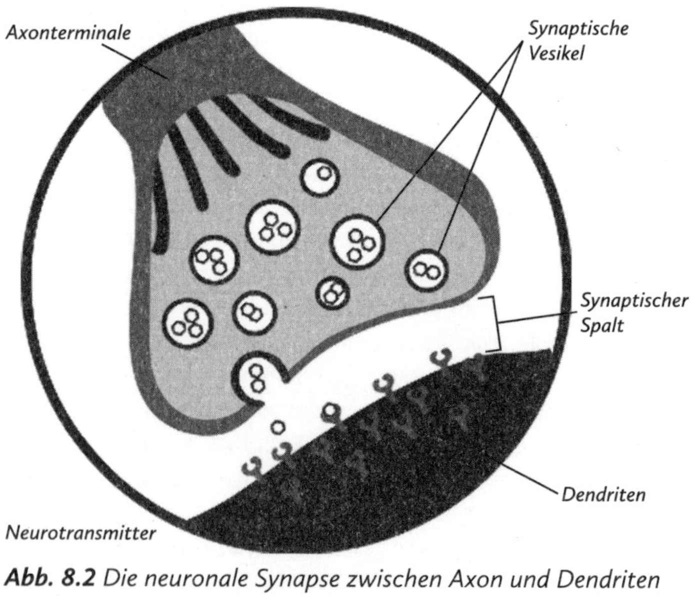

Abb. 8.2 *Die neuronale Synapse zwischen Axon und Dendriten*

❸ **Dendriten.** Diese verästelten Fortsätze der Nervenzellen empfangen die Signale der anderen Neuronen und ermöglichen es den Zellen, miteinander zu kommunizieren.

Vor vielen Jahren absolvierte Jonathan einen Promotionsstudiengang am Union Institute and University und studierte die Psychophysiologie der Klänge – das heißt, wie Klänge den Menschen körperlich, emotional und mental beeinflussen. Seine damalige Hypothese lautete: So, wie elektrische Impulse die Neuronen stimulieren können, so könnten die Vibrationen der selbst erzeugten Klänge Neuronen anregen, neue neuronale Netze zu bilden, und beschädigte Neuronen möglicherweise regenerieren (siehe Abbildung 8.2, linke Seite).

Ein solches Phänomen besäße ein enormes Potenzial, verletztes Gehirngewebe zu reparieren, was signifikante Möglichkeiten für die Behandlung von Alzheimer, Schlaganfällen, Kopfverletzungen und so weiter eröffnen würde. Die heutigen Untersuchungen der Neurogenese bestätigen, dass es tatsächlich möglich ist, das Wachstum neuer Neuronen anzuregen.

Die Untersuchungen des Zusammenhangs von Klängen und Neurogenese werden fortgeführt und haben bereits einige interessante Wendungen genommen.

Mikrotubuli-Vibrationen

Anfang der 1990er-Jahre unterhielt sich Susan Gallagher Borg, eine renommierte Klangtherapeutin, beim Sound Colloquium, einer Konferenz für Klangheiler und -therapeuten in Epping, New Hampshire, mit Jonathan über das Konzept der Mikrotubuli und deren Verbindung mit der Heilkraft der

Klänge. Mikrotubuli sind röhrenförmige Filamente aus Proteinen, die das Zellskelett bilden und formen. Doch zum damaligen Zeitpunkt war noch wenig über sie bekannt.

Jahre später, 2014, wurde uns Material über eine neue Entdeckung der Quantenvibrationen in den Mikrotubuli im Gehirn zugesandt. Wie sich herausgestellt hat, vibrieren Mikrotubuli mit unglaublichen Frequenzen – mit zehn Millionen Schwingungen pro Sekunde. Diese Vibrationen gelten als für die Hirnwellenaktivität verantwortlich, und die Autoren der Studie schlussfolgerten:

„Die Behandlung durch Mikrotubuli-Vibrationen könnte für eine ganze Reihe von mentalen, neurologischen und kognitiven Erkrankungen nützlich sein. Klinische Tests mit kurzfristiger Hirnstimulation, die darauf abzielte, mithilfe von transkranialem Ultraschall durch mechanische Megahertz-Vibrationen Mikrotubuli-Resonanzen hervorzurufen, haben ergeben, dass Patienten von Verbesserungen ihres Gemütszustands berichteten. Die Hirnstimulation könnte sich in Zukunft als nützliche Behandlungsmethode von Alzheimer und Gehirnverletzungen erweisen."[30]

Wissenschaftler haben sich bei ihrer Arbeit auf die Nutzung des Schalls zur Beeinflussung von Hirnzellen im Ultraschallbereich konzentriert, der womöglich nicht zufällig mit den gleichen Megahertzfrequenzen vibriert wie die Mikrotubuli. Der Grund, weshalb Wissenschaftler Ultraschall für ein wirksames Instrument für neurologische Behandlungen halten, könnte in der Tatsache begründet sein, dass der Ultraschall synchron zur Mikrotubuli-Vibration ist, die ihrerseits die Ursache von Gehirnwellen beziehungsweise daran beteiligt sein könnte. Doch selbst erzeugte Klänge wie das Summen reichen bei Weitem nicht an die unglaublich hohen Ultraschallfrequenzen heran. Hat das Summen dennoch Einfluss auf die Gehirnwellen? Wir meinen, die Antwort lautet Ja, und zwar aufgrund eines Phänomens, das als „Schwebungsfrequenz" bezeichnet wird. Dr. Stuart Hameroff und Sir Roger Penrose, die Autoren eines Artikels mit dem Titel *Consciousness in the Universe: A Review of the ‚Orch OR' Theory*,[31] weisen darauf hin, dass die Mikrotubuli-Vibrationen miteinander interagieren und deutlich niedrigere Frequenzen erzeugen, die in den hörbaren Bereich fallen und Schwebungsfrequenzen genannt werden.

Schwebungsfrequenzen

Laut der Schallphysik treten Schwebungsfrequenzen auf, wann immer zwei leicht unterschiedliche Frequenzen miteinander schwingen. Wenn diese beiden Frequenzen erschallen, erzeugen sie eine dritte Frequenz, nämlich den Vibrationsunterschied zwischen den beiden ersten Frequenzen. Ein Beispiel: Eine Frequenz von 100 Hz und eine Frequenz von 110 Hz erzeugen zusammen eine dritte Frequenz – die Differenz zwischen den beiden, das heißt 10 Hz. Diese Frequenz wird „Differenzton" genannt.

Wird eine Frequenz in das eine Ohr und eine leicht abweichende Frequenz in das andere Ohr geleitet, was passieren kann, wenn Sie Kopfhörer tragen, dann nennt man diesen Differenzton auch „binaurale Schwebungsfrequenz". Der Begriff *binaural* bezieht sich auf den Prozess, zwei Klänge unabhängig voneinander in die beiden Ohren des Hörenden zu leiten. Forschungsergebnisse belegen, dass binaurale Schwebungsfrequenzen sich synchronisieren und die maßgeblichen Hirnlappen der linken und rechten Gehirnhälfte ausbalancieren können. Wenn die binauralen Schwingungsfrequenzen zwischen 1 und 25 Hz liegen, können sie unsere Gehirnwellen tatsächlich einschwingen. Das ist von großer Bedeutung, weil unsere Gehirnwellen mit diesen Frequenzen schwingen. Dies gilt sowohl, wenn die beiden Frequenzen im niedrigen Bereich schwingen (wie in unserem Beispiel von 100 Hz und 110 Hz, wo ein Differenzton von 10 Hz entsteht) als auch im sehr hohen Bereich von Tausenden Schwingungen pro Sekunde und mehr. Der entscheidende Faktor ist, dass die Differenz zwischen ihnen – die Schwingungsfrequenz – im Frequenzbereich unserer Gehirnwellen liegt. Im nächsten Abschnitt werden wir erläutern, dass unsere Gehirnwellen Frequenzen von bis zu 100 Hz erreichen können. Allerdings beschränkten sich die Untersuchungen der binauralen Schwingungsfrequenz zur Beeinflussung des Gehirns bisher im Wesentlichen auf den Gehirnwellenbereich von 1 bis 25 Hz.[32]

Gehirnwellen

Unsere Gehirnwellen pulsieren und oszillieren mit bestimmten Frequenzen, die in Schwingungen pro Sekunde gemessen werden können, genau wie Schallwellen. Es gibt vier Frequenzbänder der Gehirnwellen:

- → **Betawellen** – von 14 bis 25 Hz. Betawellen schwingen, wenn wir uns im wachen Bewusstseinszustand befinden. Betawellen sind aktiv, wann immer wir unsere Aufmerksamkeit auf Tätigkeiten in der Außenwelt konzentrieren.
- → **Alphawellen** – von 8 bis 13 Hz. Alphawellen schwingen, wenn wir Tagträumen nachhängen; sie werden häufig mit dem Zustand der Meditation in Verbindung gebracht.

Alphawellen verstärken sich und werden gleichmäßiger, wenn wir die Augen geschlossen haben.
- → **Thetawellen** – von 4 bis 7 Hz. Thetawellen sind im Zustand großer Kreativität nachweisbar und wurden mit den Bewusstseinszuständen gleichgesetzt, die mit schamanischer Arbeit in Verbindung steht. Auch im Zustand tiefer Meditation und Schlaf schwingen Thetawellen.
- → **Deltawellen** – von 0,5 bis 3 Hz. Deltawellen schwingen im Zustand des tiefen Schlafs oder der Bewusstlosigkeit. Darüber hinaus hat die moderne Gehirnwellenforschung nachgewiesen, dass ein Zustand tiefer Meditation von Menschen, die bei Bewusstsein sind, Deltawellen erzeugen kann.

Außerdem gibt es einen weiteren Frequenzbereich, der erst seit Kurzem erforscht wird:

- → **Gammawellen** – etwa zwischen 25 und 100 Hz. Diese höherfrequenten Gehirnwellen wurden bei erfahrenen Meditierenden nachgewiesen und werden häufig mit tiefen Einblicken, mit Spitzenleistungen und höchster Konzentration in Verbindung gebracht.

Wie Sie sehen, liegen die meisten Frequenzen der Gehirnwellen innerhalb des unteren hörbaren Bereichs. Einige noch darunter. Oben haben wir erläutert, dass die Obertöne im hörbaren Bereich sowohl den Infra- als auch den Ultraschall beeinflussen können. Wir haben behauptet, dass die Obertöne der menschlichen Stimme mit unseren Gehirnwellen schwingen könnten und dass unsere Gehirnwellen auf ganz ähnliche Weise von unserer Stimme „eingeschwungen" werden, wie die binauralen Schwebungsfrequenzen das Gehirn „einschwingen" können. Dies ist wissenschaftlich bestätigt –

nämlich dass unsere selbst erzeugten Klänge Teile unseres Gehirns mitschwingen lassen können und dass diese Klänge für diverse Zwecke genutzt werden können, wie zum Beispiel für den Stressabbau und zur Verbesserung der geistigen Klarheit.[33]

Neuronale Plastizität

Ein weiterer wichtiger Aspekt der Gehirnaktivität, der mit Blick auf unsere Summhypothese von großer Bedeutung ist, ist das Konzept der neuronalen Plastizität. Der Neurowissenschaftler Paul King schreibt zu diesem Thema:

„Strukturelle Plastizität entsteht, wenn Neuronen neue Axone und Synapsen bilden und damit die Struktur des neuronalen Netzes verändern. Die Axone bahnen sich ihren Weg durch das Nervengewebe wie kleine Wurzeln, die sich in die Erde graben, bis sie an andere Neuronen stoßen und neue Synapsen bilden. Während der Hirnentwicklung kommt es manchmal zu einer solch neuen Vernetzung, die dann später wieder entfernt wird (dann sagt man, sie wird ‚gestutzt').

Die neuronale Plastizität ermöglicht es Gehirnregionen, sich umzugestalten, um neue Funktionen erfüllen zu können. So ermöglicht die neuronale Plastizität beispielsweise nach einem Schlaganfall dem umliegenden Gehirngewebe, die Funktionen der geschädigten Regionen zu übernehmen.

Mit jeder neuen Erinnerung wird das Gehirn umgeformt. Falls Sie sich erinnern können, was Sie gestern getan haben, haben sich im Gehirn zur Speicherung dieser Erinnerung physikalische Veränderungen abgespielt – und das nennt man neuronale Plastizität."[34]

Derzeit ist die neuronale Plastizität eines der faszinierendsten Gebiete der neurologischen Forschung, und viele Wissenschaftler sind von der Tatsache ganz begeistert, dass das Gehirn sich nach einer Verletzung selbst umgestalten kann. Wir stellen die Hypothese auf, dass die Vibrationen selbst erzeugter Klänge, wie zum Beispiel des Summens, die neuronale Plastizität des Gehirns stimulieren können und die Bildung neuer Neuronen und neuer synaptischer Verbindungen ermöglichen.

Alzheimer und das Summen

Die Konzepte der Mikrotubuli-Vibrationen und der neuronalen Plastizität scheinen in die gleiche Richtung zu deuten, was den möglichen Nutzen von Klängen zur Beeinflussung des Gehirns anbelangt. Insbesondere bei der Alzheimer-Erkrankung könnte die Klangheilung erfolgreich sein. Forschungsergebnisse belegen, dass rhythmische Klänge – ein Instrument spielen oder singen – die geistige Klarheit von Alzheimer-Patienten verbessern können, auch wenn die Wirkung vielleicht nicht lang anhaltend ist. Andere Forschungsergebnisse weisen darauf hin, dass solche Aktivitäten zur Entspannung führen können, die bei Alzheimer positive Auswirkungen zu haben scheint.[35]

Neueste Forschungsresultate vom März 2015 haben belegt, dass konzentrierte Ultraschallfrequenzen die Blut-Hirn-Schranke sanft öffnen und Mikrogliazellen anregen können, die giftigen Beta-Amyloid-Plaques zu beseitigen, die sich zwischen den Neuronen ablagern und die Übertragungen stören. Laut diesem Forschungsbericht konnte Ultraschall bei Mäusen mit alzheimerähnlichen Symptomen bei 75 Prozent der Versuchstiere das Gedächtnis wiederherstellen.[36] In dem Artikel heißt es, dass Studien am Menschen 2016 beginnen sollten.

Wir sind der Meinung, dass die Nutzung von Ultraschall als potenzielle Behandlung von Alzheimer äußerst vielversprechend ist. Bis jetzt gibt es keine Behandlungsmethode, die diese Erkrankung lindern oder heilen könnte. Zwar befindet sich die Nutzung von Ultraschall erst im Anfangsstadium der Erforschung, doch diese Methode stellt eine nicht-medikamentöse und nicht-invasive Behandlungsoption bei Alzheimer dar. Die Ergebnisse sind jedenfalls sehr vielversprechend. Darüber hinaus könnte es, wie bereits erwähnt, dank der Schwingungsfrequenzen und anderer Klangphänomene, wie zum Beispiel der Obertöne, möglich sein, Teile des Gehirns durch die Nutzung selbst erzeugter Klänge wie dem Summen mit ähnlichen Ergebnissen schwingen zu lassen, die durch Ultraschallanwendungen erzielt werden.[37] Diese Hypothese könnte ein Grund dafür sein, dass einer der nachgewiesenen Vorzüge des Bhramari-Summens darin besteht, „bei Alzheimer nützlich" zu sein.[38] In einem anderen Artikel über die Bhramari Pranayama wird die Bedeutung der Stickoxidbildung durch diese Yogatechnik hervorgehoben. Dort heißt es: „Sie stärkt die Immunität gegen Altersdegeneration (Demenz, Alzheimer)."[39] Es hat den Anschein, als habe diese uralte Summübung nachweisbar positive Auswirkungen auf Patienten, die an Alzheimer und ähnlichen Erkrankungen leiden.

Schädelhirntrauma und das Summen

Könnte das Summen – insbesondere das Summen mit Intention – positive Wirkung bei einem Schädelhirntrauma haben? Wenn durch das Summen Neuronen im Gehirn gebildet, erneuert und verjüngt werden können, wie unsere Hypothese besagt, dann scheint dieses Konzept durchaus plausibel zu sein.

Leider haben wir nur anekdotische Berichte in Bezug auf unsere Hypothese vorliegen. Doch wir kennen zahlreiche Geschichten von Menschen, denen wir die Nutzung des Summens nach einem Schädelhirntrauma vorgeschlagen haben und von denen wir später Rückmeldungen über die positiven Ergebnisse erhielten.

Schlaganfall und das Summen

Normalerweise erwähnen wir keine Details über spezielle Fälle, weil dies ein Eingriff in die Privatsphäre wäre. Doch hier machen wir eine Ausnahme, weil die Patientin ein Familienmitglied ist und uns die Genehmigung dazu erteilt hat. Andis Mutter erlitt einen Schlaganfall aufgrund einer Gefäßverengung. Zunächst schien sie keine erkennbaren Folgeerscheinungen davongetragen zu haben, doch nach einem oder zwei Tagen bemerkten wir beide, dass sie ein wenig undeutlich sprach. Tatsächlich schien die verwaschene Aussprache mit jeder Stunde schlimmer zu werden, obwohl sie verständlich blieb. Jedenfalls machten wir uns Sorgen.

Wir fragten sie, ob sie uns einen Gefallen tun würde. Und wir baten sie, ob sie von ihrem Arzt in Erfahrung bringen würde, in welchem Teil ihres Gehirns sich der Infarkt ereignet hatte, und dann nur fünf Minuten lang zu summen und sich dabei vorzustellen, dass der Summton in dieses Areal eindringe und den Bereich des Gehirns stimuliere, der Hilfe benötigte.

Andis Mutter ist eine wunderbare Frau, die damals Ende achtzig war. Sie wusste über unsere ungewöhnlichen Aktivitäten bei unserer Arbeit mit Klängen Bescheid und war deshalb nicht allzu verwundert, als wir sie darum baten. Wir hielten die Chancen für hoch, dass sie für uns mit dem Summen beginnen würde. Wir sagten ihr jedoch nicht, dass wir eine Veränderung ihrer Aussprache bemerkt hatten, noch sprachen wir mit ihrem Arzt. Wir dachten, ihr Arzt könnte der Meinung sein, die Angehörigen seiner Patientin müssten selbst ins Krankenhaus eingeliefert werden, wenn sie meinten, das Summen könnte ihren Zustand irgendwie verbessern. Doch abgesehen davon, ob der Arzt die „Summ-Behandlung" in irgendeiner Form für nützlich hielt, hing alles von Andis Mutter ab. Sie war diejenige, die summen musste.

Am folgenden Tag riefen wir sie an, und es schien eine leichte positive Veränderung ihrer Aussprache feststellbar zu sein, aber es war schwierig einzuschätzen. Am darauffolgenden Tag waren wir wirklich der Meinung, dass sich etwas getan hatte. Ihre Stimme war klarer, und wir konnten sie besser verstehen. Am dritten Tag war ihre Aussprache wieder normal.

Uns ist klar, dass Andis Mutter auch ohne das Summen ihre normale Aussprache im Verlauf des üblichen Genesungsprozesses wiedererlangt haben konnte. Außerdem ist uns bewusst, dass diese Geschichte anekdotisch ist. Doch uns sind viele weitere Geschichten von Patienten bekannt, die nach einem Schlaganfall oder bei neurologischen Störungen das Summen mit positiven Ergebnissen eingesetzt haben. Wir können nur wiederholen, dass der Plural von Anekdote Datenmaterial ist.

All denjenigen mit einem Familienangehörigen oder Freund, der an einem Schlaganfall, an Alzheimer oder einem Schädelhirntrauma leidet, empfehlen wir, ihr Bestes zu tun, den jeweiligen Patienten zum Summen zu ermuntern, so, wie wir es bei Andis Mutter getan haben. Sprechen Sie mit dem Ärzteteam, und stellen Sie sicher, dass die Ärzte die Summübung befürworten, doch in der Regel werden sie nichts dagegen einzuwenden haben. Unserer Erfahrung nach nehmen die meisten Ärzte das Thema Summen nicht ernst. Vielleicht kann dieses Buch zu ihrem Umdenken beitragen.

Posttraumatische Belastungsstörung und das Summen

Eine unserer großen Hoffnungen war, Kriegsveteranen mit Posttraumatischer Belastungsstörung die Macht des Summens nahezubringen. Einige Forschungsergebnisse weisen darauf hin, dass das Hören beruhigender Musik bei Patienten, die an dieser Störung leiden, zum Stressabbau beitragen kann.[40] Dr. George Lindenfeld, Neuropsychologe und Autor mehrerer Bücher über die Posttraumatische Belastungsstörung, wie zum Beispiel *Brain on Fire: A Therapist's Guide to Extinguishing the Flames of PTSD*, hat eine erfolgreiche Methode entwickelt, die für die Behandlung von Kriegsveteranen mit Posttraumatischer Belastungsstörung binaurale Schwingungsfrequenzen nutzt. Doch wenn das spezielle Instrument zur Anwendung von binauralen Schwingungsfrequenzen nicht zur Verfügung stand, empfahl Dr. Lindenfeld seinen Patienten, mit bestimmten Frequenzen zu summen.

Gegenwärtig liegen noch nicht genügend Forschungsergebnisse über die Nutzung von binauralen Schwingungsfrequenzen oder selbst erzeugten Klängen für die Behandlung der Posttraumatischen Belastungsstörung vor, die die Ärzteschaft und Berater überzeugen könnten, diese Therapien in ihre Behandlungsprogramme aufzunehmen. Doch wir sind sicher, dass sich das ändern wird.

Wir haben mit einer ganzen Reihe von Kriegsveteranen zusammengearbeitet, die an der Posttraumatischen Belastungsstörung litten, und haben das Summen als Methode zur Linderung ihrer Symptome genutzt. Ein Teilnehmer namens Tony (Namen geändert) hat uns geschrieben und uns gebeten, seine Erfahrungen anderen Menschen zukommen zu lassen:

„Ich stelle einen deutlichen Rückgang meiner Reizbarkeit, Wut, Albträume und Abgrenzung vom Augenblick fest, wenn ich meditiere und mit Cosmic Hum summe. Das Nachlassen der Albträume ist eine Wohltat, weil ich seit etwa dreißig Jahren an Albträumen und nächtlichen Angstzuständen mit lautem Schreien und Herumwerfen gelitten habe. Doch wenn ich die Summübungen vernachlässige und mich ganz den Ärzten überlasse, erreiche ich nicht das gleiche Niveau von Gelassenheit, Klarheit und Ruhe."[41]

Wir haben eine kurze Anleitung, *Humming for Health*, verfasst, die wir Patienten und Therapeuten, die die Posttraumatische Belastungsstörung behandeln, zugänglich gemacht haben. Sie kann von unserer Webseite www.healingsounds.com/HummingForHealth heruntergeladen werden.

Schlussgedanken

Dank überprüfter Forschungsergebnisse und aus eigener Erfahrung wissen wir, dass das Summen eine fast sofortige beruhigende Wirkung hat und eine wirksame Methode für den Stressabbau ist. Daran besteht kein Zweifel – wir selbst nutzen das Summen, wann immer wir uns angespannt fühlen, und danach geht es uns stets besser.

Doch es hat den Anschein, als ziehe die heutige Ärzteschaft die Behandlung von Stresssymptomen mit Medikamenten vor. Einige unserer Kollegen im medizinischen Bereich haben bei ihren Patienten das Summen erfolgreich eingesetzt, doch die Mehrzahl der Ärzte, denen wir das Summen als therapeutische Maßnahme vorschlugen, scheint skeptisch zu sein und hat kein Interesse, die möglichen Vorzüge zu nutzen. Bei unserem Versuch, das Summen im medizinischen Bereich einzuführen, sind wir auf zahlreiche Hindernisse gestoßen. Das heißt aber nicht, dass das Summen nicht wirksam ist. Es heißt lediglich, dass es vom Mainstream noch nicht anerkannt wird. Wir setzen unsere Arbeit fort, lehren und forschen und freuen uns auf die Zeit, in der das Summen eingesetzt und sein Potenzial maximal genutzt wird.

Wo liegt das maximale Potenzial? Lassen Sie uns unsere Summ-Hypothese wiederholen. Sie lautet: Das Summen erzeugt im Gehirn Vibrationen, die die Produktion einer Vielzahl von neurochemischen Stoffen, wie zum Beispiel Melatonin und Stickoxid, aber auch die Mikrotubuli unterschiedlicher Gehirnzellen anregen. Der Vibrationseffekt stimuliert die Instandsetzung geschädigter oder abgestorbener Zellen, die Bildung neuer Gehirnzellen und neuer Synapsen. Mit einfachen Worten: Mithilfe von selbst erzeugten Klängen wie denjenigen, die durch das Summen hervorgerufen werden, kann man neue neuronale Netze im Gehirn bilden. Das ist die Summ-Hypothese, und wir glauben, sie hat immense Auswirkungen in Bezug auf die Behandlung von Alzheimer, Schlaganfällen, verschiedenen Kopfverletzungen, der Posttraumatischen Belastungsstörung und vielen anderen Erkrankungen und Störungen, die mit neurologischen Ungleichgewichten zusammenhängen, aber auch auf den Zustand des körperlichen, emotionalen und geistigen Wohlbefindens. Wir vertrauen darauf, dass die Kraft des Summens zur Erzeugung positiver und hilfreicher Vibrationseffekte von der Welt der Wissenschaft und der Medizin schon sehr bald anerkannt und bestätigt und zur Unterstützung des Heilungsprozesses genutzt wird.

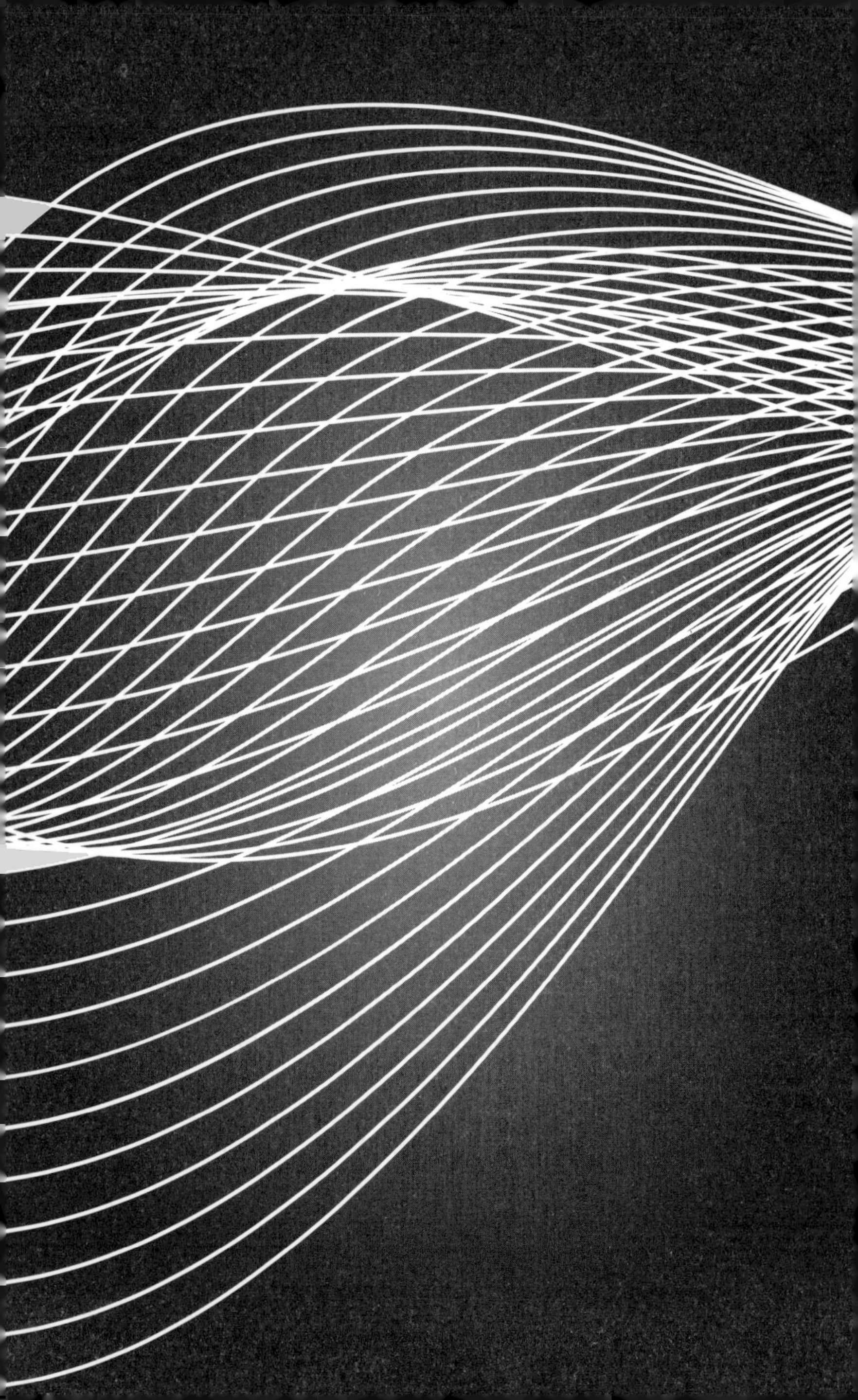

Nachwort

Ein Neubeginn

Nach der Lektüre dieses Buches wird Ihnen klar geworden sein, welch unglaubliches Potenzial das Summen besitzt und dass es womöglich der ursprüngliche Klang der Schöpfung gewesen sein könnte. Deshalb halten wir es hier für angebracht, nicht davon zu sprechen, zum Ende zu kommen, sondern einen „Neubeginn" zu wagen.

Wir vertrauen darauf, dass dieses Buch Sie auf Ihrem Weg der Nutzung von Klängen als Heilmethode leiten wird – mit ausdrücklicher Betonung auf die Kraft des Summens und insbesondere des bewussten Summens. Vielleicht wird es in Ihnen ein neues Bewusstsein für die Macht der Klänge wecken, vor allem, wenn Sie das Summen bis jetzt nie ernst genommen haben.

Es liegt so viel faszinierendes Material über das Summen vor, das wir in diesem Buch nicht erwähnt haben. Weil wir uns entschlossen, die Informationen über das Summen so unkompliziert wie möglich zu halten, haben wir darauf verzichtet, dieses Material zu präsentieren. Doch wir sind zu dem Schluss gelangt, dass es nachlässig von uns wäre, die summenden Bienen nicht zu erwähnen – immerhin haben wir ein Kapitel der Bhramari Pranayama gewidmet, und Sie werden sich erinnern, dass das Wort *Bhramari* im Sanskrit „summende Biene" bedeutet.

Zunächst wollen wir die summende Biene rühmen. Dieses kleine, aber wunderbare Insekt bestäubt die Blumen, erzeugt Honig und füllt die Welt mit seiner sirrenden, summenden Energie. Ohne die summende Biene wäre das Leben auf unserem Planeten ein anderes. Und tatsächlich gibt es in verschiedenen Traditionen zahlreiche Legenden über Bienengottheiten, wie zum Beispiel der Bienengott der Maya, der ein transdimensionaler Lenker der Energie ist.

Die Doktorandinnen der bioenergetischen Medizin und Lehrerinnen der alten spirituellen Tradition und Heilkunde Ägyptens, Meredith McCord und Jill Schumacher, lieferten uns Informationen über die Bienenlehre der alten Ägypter und die mit diesen Lehren zusammenhängenden Klangübungen. Laut dieser uralten Tradition soll das Summen einer Biene die Ausschüttung von Superhormonen stimulieren, die als „Elixiere der Metamorphose" bezeichnet wurden. Dieser Klang schwingt auch in den Ventrikeln des Zentralgehirns mit, die mit Gehirn-Rückenmarksflüssigkeit gefüllt sind. Diese Cerebrospinalflüssigkeit ist klar und farblos. Sie wird von den Gehirnventrikeln gebildet und dient als Puffer für den Cortex, das heißt, sie bietet dem Gehirn einen gewissen mechanischen und immunologischen Schutz. Darüber hinaus transportiert die Cerebrospinalflüssigkeit Nährstoffe, sie filtert chemische Stoffe aus dem Blut, beseitigt Abfallstoffe aus dem Gehirn und versorgt andere Gehirnareale mit Hormonen. (In vielen spirituellen Traditionen gilt diese Flüssigkeit als heilig und als Träger der Lebensenergie, die durch das Rückenmark zum Gehirn auf und ab fließt.)

Die Doktorandinnen McCord und Schumacher erklärten uns darüber hinaus, dass die Summgeräusche der Bienen in verschiedenen Strukturen im Gehirn mitschwingen und diese stimulieren, einschließlich der Zirbeldrüse, der Hirnanhangsdrüse, des Hypothalamus und der Amygdala, auf deren Funktionen wir bereits hingewiesen haben.

Zunächst hielten wir das Material über die summende Biene für eine zu große Abschweifung, um es in dieses Buch aufzunehmen, doch dann weckte eine Sendung auf PBS unser Interesse: eine Dokumentation über das Verschwinden der Honigbienen. Das Phänomen ist nicht neu, es hat jedoch in den vergangenen Jahren in den Mainstream-Medien immer mehr Aufmerksamkeit erregt.

Bienen, so scheint es, sind im Verschwinden begriffen – sie sterben „einfach". Die Bienenvölker lösen sich auf und verschwinden. Niemand kennt die Ursache, doch es kommt gelegentlich vor, dass Dutzende Honigbienen tot vom Himmel fallen. Wissenschaftler und Imker bemühen sich gleichermaßen um eine Erklärung, weshalb so viele Bienenvölker absterben. Man hat diesem Phänomen sogar einen Namen gegeben: Koloniekollaps (colony collapse disorder). Zu diesem Kollaps scheint es zu kommen, wenn die Mehrzahl der Arbeiterbienen eines Bienenstocks verschwindet und der Königin samt ein paar wenigen Ammenbienen die Pflege der verbliebenen Bienenlarven überlässt. Unter diesen Umständen kann das Bienenvolk nicht überleben. Bekanntermaßen erzeugen Bienen Honig. Außerdem sind sie die bewährte Methode von Mutter Natur, Pflanzen zu bestäuben und ihre Fortpflanzung zu gewährleisten. Setzt sich der geheimnisvolle Koloniekollaps fort, dann werden nicht nur die Bienen verschwinden, auch ein großer Teil der blühenden Flora – Früchte, Blumen, Gemüse und alle möglichen Wildpflanzen – wird darunter leiden.

Die Dokumentation auf PBS konnte keine Lösung für dieses Problem anbieten, obwohl eine Menge anekdotischer Beweise vorliegt, die den Schluss nahelegen, dass ein Zusammenhang zwischen dem Bienensterben und dem Einsatz von Pestiziden besteht. Wir hatten dieses Problem im Sinn, als wir einen Ausflug zum Walden Ponds machten, einem Naturschutzgebiet in Colorado, unweit unseres Wohnorts.

Die Bienen-Lady

An diesem Sonntag gegen Ende Dezember 2014 spazierten wir gemächlich durch Walden Ponds, als wir einem Paar begegneten. Gewöhnlich hätten wir gelächelt, gegrüßt und unseren Weg fortgesetzt. Menschen, die durch ein Naturschutzgebiet wandern, werden in der Regel nicht gern gestört. Aber an diesem Tag blieben wir stehen und unterhielten uns mit diesem netten Paar, das irgendwann fragte: „Was machen Sie denn beruflich?" Wenn uns Unbekannte nach unserer Arbeit fragen, antworten wir in der Regel, dass wir Musik für Meditation und Entspannung komponieren. Das ist deutlich einfacher und weniger kompliziert, als sich über Details der Klangheilung und die Vielschichtigkeit unserer Arbeit zu äußern, weil sie den meisten Leuten unbekannt ist. Aber an diesem Tag fingen wir aus irgendeinem Grund an, nicht nur ausführlich über die Nutzung der Klänge für die Heilung zu sprechen, wir erzählten diesem netten Paar auch, dass wir gerade an einem Buch über die heilende Wirkung des Summens schrieben.

Daraufhin erzählten sie von einer Freundin, die in den Bergen bei Boulder wohne. Diese Frau arbeite mit der Heilkraft der Bienen. Sie rieten uns, sie zu kontaktieren. Ihr Name sei Dr. Valerie Solheim und nenne sich die „Bienen-Lady".

Valerie ist Psychologin, eine Anhängerin C.G. Jungs, und Imkerin, die das Summen der Bienen als festen Bestandteil ihrer Heilsitzungen mit ihren Patienten nutzt. Wir tauschten ein Exemplar von Jonathans Album *Cosmic Hum* gegen eine ihrer CDs mit dem Titel *Heilende Bienen* ein. Ihre CDs sind Aufnahmen eines summenden Bienenstocks zu verschiedenen Jahreszeiten und während unterschiedlicher Aktivitäten. Wie es das Schicksal im Zusammenhang mit

Bienen und dem Summen so wollte, stellte sich heraus, dass Kimba Arem Dr. Solheims CDs aufgenommen hat, eine berühmte Klangtherapeutin und gute Freundin von uns. Valerie hatte über die heilende Kraft des Bienenstocks viel zu berichten. Sie erzählte uns zahlreiche Geschichten von beeindruckenden Heilerfolgen, die ihre Patienten durch das Hören der CDs erzielt hatten. Doch am außergewöhnlichsten war für uns die Behauptung Dr. Solheims, dass sie eine ihrer CDs vor einem vom Koloniekollaps bedrohten Bienenstock abgespielt und dass dieses aus dem Gleichgewicht geratene Bienenvolk sich daraufhin wieder vollkommen erholt hatte.

Laut Dr. Solheim ist die Genesung von Bienenvölkern, die vor dem Koloniekollaps stehen, durch dieselben Prinzipien möglich, die wir seit vielen Jahren für die Klangheilung einsetzen: Vibrationsresonanz und Einschwingen. Die vor dem Koloniekollaps stehenden Bienenvölker hatten schlichtweg ihre natürliche Resonanzharmonie verloren. Das Summen gesunder Bienen konnte das notleidende Bienenvolk einschwingen und seine Heilung herbeiführen.

Das ist natürlich nur eine Anekdote. Doch angesichts der Informationen über Klänge, das Summen und die Heilungen, die wir in diesem Buch weitergegeben haben, ist diese Geschichte für uns eindeutig nachvollziehbar.

Wir haben viele E-Mails und Briefe von Menschen erhalten, die durch das Hören von Jonathans *Cosmic Hum* geheilt wurden. Wir sind überzeugt, dass das Hören des Summens gesunder Bienen sowohl auf Menschen als auch auf Bienen heilende Wirkung haben kann. Und wenn das Summen gesunder Bienen ein vor dem Koloniekollaps stehendes Bienenvolk heilen kann, könnte möglicherweise eine Naturkatastrophe verhindert werden.

Blick in die Zukunft

Nachdem wir bereits mehrere Bücher über die Klangheilung geschrieben haben, wissen wir, dass wir nach der Veröffentlichung eines neuen Buches Rückmeldungen von Lesern erhalten, die einen großen Teil des dargestellten Materials für richtig befinden und bestätigen. Soweit wir wissen, wird derzeit erforscht, ob selbst erzeugte Klänge geschädigte Hirnzellen erneuern und zu einer verbesserten Gehirndurchblutung führen können. Schon lange erklären wir den Teilnehmern unserer Workshops, dass solche Forschungen notwendig sind. Und womöglich werden diese Untersuchungen derzeit durchgeführt.

Wir laden Sie ein, uns auf info@healingsounds.com zu kontaktieren, wenn Sie Geschichten über erfolgreiches Summen mitzuteilen haben. Und wir bitten Sie, anderen von der immensen Kraft des Summens zu berichten – insbesondere denjenigen, die von den potenziellen Wirkungen dieses heilenden Klangs profitieren könnten.

Zum Schluss wollen wir Ihnen danken, dass Sie uns auf diesem einzigartigen und bemerkenswerten Weg gefolgt sind. Es war uns eine große Freude, die Informationen über die Vorzüge des Summens mit Ihnen zu teilen. Mögen Sie den Weg fortsetzen und möge das Summen mit positiver Wirkung weiter in Ihnen schwingen!

Bitte hören Sie sich Track 6 der Übungs-Audiotracks an.

Viele Texte über die Klangheilung und heilige Klänge enden mit einem *Om*. Wir wollen stattdessen mit einem Summen schließen. Wir beginnen also noch einmal: Mmmm.

Bitte hören Sie sich Track 7 der Übungs-Audiotracks an.

Anhang

Die Nutzung der Audiotracks

Die dieses Buch begleitenden Audiotracks sollen Ihnen helfen, die transformierende Kraft Ihres eigenen Summens zu erfahren. Sie können sie unter https://audio.innertraditions.com/humeff/ herunterladen.

Wir geben im laufenden Text den geeigneten Zeitpunkt an und schlagen vor, dass Sie sich den jeweiligen Track anhören. Wir haben, wie wir in unserer Einleitung der Audiotracks hervorheben, festgestellt, dass es manchmal sehr hilfreich sein kann, sich ein Beispiel dieser Summübung anzuhören. Doch wir erwarten nicht, dass Sie versuchen, unsere Tonhöhe nachzuahmen, weil Stimmqualität und -umfang bei jedem Menschen verschieden sind. Wir geben Ihnen damit lediglich ein Beispiel, wie diese Übungen klingen könnten.

Für die in diesem Buch vorgeschlagenen Übungen raten wir Ihnen, sich einen Platz zu suchen, an dem Sie ungestört Klänge erzeugen können. Darüber hinaus empfehlen wir Ihnen, sich mit geradem Rücken hinzusetzen und den Anleitungen jeder Übung zu folgen. Wahrscheinlich werden Sie es für nützlich halten, sich die Übung zuerst anzuhören und sie dann selbst durchzuführen. Der erste Track ist eine Einleitung, die den Zweck dieser Audiotracks noch klarer hervorhebt. Die folgenden vier Tracks sind selbsterklärend. Der nächste Track ist ein Abschluss, den Sie gewiss ebenfalls hilfreich finden werden, um die erstaunliche Macht des Summens zu erfahren. Wir empfehlen Ihnen, sich die Tracks in der Reihenfolge anzuhören, in der sie Ihnen im Buch begegnen. Wenn Sie an die Stelle kommen, an der wir Sie auffordern, sich einen bestimmten Track anzuhören, dann sollten Sie das tun, nicht etwa früher. Der letzte Track, „The Constant Hum" ist eine

Aufnahme von vielen Hundert Menschen, die gleichzeitig summen. Wir haben festgestellt, dass das eigene Summen manchmal unterstützt werden kann und sogar mehr Freude macht, wenn im Hintergrund eine solche Aufnahme läuft.

Bedenken Sie, dass es wichtig ist, Ihre Stimmbänder nicht überzustrapazieren und dass die Übungen angenehm sein sollen. Lauter ist nicht besser, und es ist nicht notwendig, einen lauten Klang zu erzeugen, um die heilende Kraft der eigenen Stimme zu erfahren. Und bitte genießen Sie es, diese Klänge hervorzubringen. Wenn wir feststellen, dass wir summen, fühlen wir uns stets gut. Und wenn Sie sich Ihres Summens bewusster werden, sollten Sie daran denken, die Erfahrung zu genießen.

❶ Introduction – Einleitung .... 2:18 Min.
❷ Working with the Vowel Sounds – Die Vokallaute .... 5:29 Min.
❸ How to Hum, Part I – Wie wir summen, Teil 1 .... 4:39 Min.
❹ How to Hum, Part II – Wie wir summen, Teil 2 .... 4:32 Min.
❺ Humming Your Spine – In die Wirbelsäule summen .... 1:48 Min.
❻ Conclusion – Schluss .... 1:39 Min.
❼ The Constant Hum – Gemeinsames, machtvolles Summen .... 17:43 Min.

Danksagung

Wir wollen die Gelegenheit nützen und den vielen Menschen unseren aufrichtigen Dank und Respekt ausdrücken, die zur Entstehung unseres Buches beitrugen, indem sie Zeit und Energie opferten und uns unterstützten.

Wir danken den vielen Menschen beim Verlag „Inner Traditions“, die unsere Arbeit unterstützten, insbesondere der Redaktionsleiterin Jeanie Levitan, der stellvertretenden Redaktionsleiterin Patricia Rydle und unserer Redakteurin Nancy Ringer. Und wir sprechen unserer Projektredakteurin Laura Schlivek unseren besonderen Dank aus. Auch unserem Akquisitionsredakteur Jon Graham sind wir zu großem Dank verpflichtet, der unsere Arbeit mit der Klangheilung schon seit Langem fördert. Außerdem danken wir Erica Robinson, die so viel Zeit für uns investiert hat.

Wir fühlen uns besonders geehrt und danken Dr. John Beaulieu dafür, dass er das Vorwort für unser Buch verfasst hat. Auch für seine Einführung des Tonstroms mithilfe des Summens sind wir ihm zu Dank verpflichtet. Wir möchten John und seiner Frau Thea, unseren langjährigen Kollegen und Freunden, für ihre großartige Unterstützung danken.

Darüber hinaus möchten wir einige der vielen Menschen würdigen und ihnen danken, die zur Einführung des Konzepts dieses Buches durch die Nutzung des Summens als Instrument zur Heilung und Transformation beigetragen haben. Dazu zählen Jim Albani wegen seines Summens in der Mall of America; Sarah, „Saruah“ Benson für die Entwicklung des klanglichen Mitgefühls durch das Summen; Vickie Dodd für ihre außergewöhnlichen Kenntnisse und Lehrmethoden rund um den Einsatz des Summens als Heilmethode; Dr. Charles Eagle für seine Hinweise für das Auffinden der neuesten wissenschaftlichen Forschungsergebnisse; Don Campbell für seine Kenntnisse über dieses Thema; Ed und Deb Shapiro, die mit uns ihr Wissen über den Bhramari Pranayama, die Bienenatmung, teilten; und Sri Swami Satchidananda für seine Spiritualität.

Wir wissen, dass man für die Entstehung eines Buches „ein ganzes Dorf benötigt", und unseres bildet in dieser Hinsicht keine Ausnahme. Deshalb möchten wir unserer Familie und den vielen Freunden danken, die mit uns die Geburtswehen durchgestanden haben. Besonders danken wir Gregg Braden, Dr. Steve Brown, Dr. Ann Marie Chiasson, Tony Davis, Trevor Earth, Dr. Bea Knight-Johnson, Dr. George Lindenfeld, Dr. Bruce und Margaret Lipton, Mary Magdalena, Dr. Peter Guy Manners, John Stuart Reid, Makasha und Katherine Roske, Alec Sims, Dr. Valerie Solheim, Lama Tashi, Joan Vann, Dr. Phil Weber, Jim Wright und Patricia Kay Youngson.

Wir danken auch unseren Familienangehörigen, deren Liebe uns geholfen hat, die Energie für die Abfassung dieses Buches aufzubringen: unserem Sohn Joshua Goldman; unseren Eltern, Andrew und Bettye Pullman sowie Rose und Irving Goldman, unseren Brüdern und Schwestern, Richard und Peter Goldman, Rick Pullman und Suzanne Strauss; sowie allen unseren Nichten und Neffen.

Und zu guter Letzt widmen wir dieses Buch Ihnen, liebe Leserin, lieber Leser. Viele unserer Hinweise tragen bei Ihnen und allen, mit denen Sie in Kontakt stehen, zu heilsamen Veränderungen bei. Allen, die diese Seiten lesen, wünschen wir die Segnungen von Licht und Liebe durch Klänge.

Empfehlenswerte Literatur und Musik

Soweit wir wissen, ist dieses Buch das erste, das zum Thema Summen veröffentlicht wurde. Deshalb können wir Ihnen keine anderen Bücher über das Summen empfehlen. Doch es sind unzählige Bücher und Aufnahmen auf dem Markt, die für das Gebiet des Klangs als Heil- und Transformationsmethode relevant sind. Hier folgen unsere Vorschläge.

In vielen wird das Thema Summen zumindest angesprochen. Wir haben auch einige Bücher über andere Themen in unsere Liste aufgenommen, die wir in diesem Buch erwähnt haben und in denen es um verschiedene Aspekte der Atmung, der Einstellung und des Bewusstseins geht. Darüber hinaus erwähnen wir einige Aufnahmen, die der Leser interessant finden könnte.

Bücher

Bücher über Klänge und Musik

Tantra des Klangs von Jonathan und Andi Goldman (Amra Verlag, 2011).
In diesem Buch, das den Coalition of Visionary Resources (COVR) Visionary Award für das beste Buch über alternative Heilmethoden gewann, wird die Wissenschaft der Klangheilung für ein höheres Bewusstsein, stärkere Beziehungen, planetare Einheit und körperliche sowie emotionale Heilung untersucht. Es bietet Übungen für die Atmung, Klänge, heilige Vokalklänge und die gesungenen *bija*-Mantras an, um die Chakren für eine verbesserte Gesundheit und Harmonie zu aktivieren und auszubalancieren.

Weitere Bücher von Jonathan Goldman zum Thema Klänge und Musik

Der heilige Name Gottes (Amra-Verlag, 2015).
Dieses mit dem COVR Visionary Award ausgezeichnete Buch bietet eine schrittweise Anleitung zur Aktivierung von Schwingungen. Es ermöglicht Ihnen, die Macht, Erhabenheit und Heilung des Namen Gottes zu erfahren, einen universellen vokalen Klang, der die Resonanz mit dem Göttlichen verstärkt. Es enthält Audio-Downloads von Übungsmaterial und eine Aufnahme des heiligen Klangs, die Ihnen helfen sollen, den Gottesnamen zu intonieren und dessen kraftvolle Wirkung zu erfahren.

Klangheilung – Die Schöpferkraft des Obertongesangs (Amra-Verlag, 2008).
Dieses Buch gilt als Klassiker auf dem Gebiet der Klangheilung und enthält jede Menge Material über die spirituellen und wissenschaftlichen Aspekte der Klangheilung. Es konzentriert sich insbesondere auf die Nutzung der Stimme als Heilinstrument und auf das Thema der Obertöne. Der Leser findet darin umfassende Informationen und Übungen, die die Kraft der Klänge als Heilmethode verstärken.

7 Geheimnisse der Klangheilung (Südwest Verlag, 2008).
Diese sieben „Geheimnisse" sind die Grundprinzipien, wie Klänge zur Heilung und Transformation genutzt werden können. Jedes Kapitel, das einem dieser Prinzipien gewidmet ist, enthält klare und zusammengefasste Informationen, die auf Jonathans jahrelanger Arbeit mit Klängen basieren. Zu den behandelten Themen gehören Frequenz, Intention, Stille und Vibrationen. Dieses Buch ist ein hervorragendes Handbuch und eine Einführung in das Thema Klangheilung.

Frequenzen des Aufstiegs (Amra Verlag, 2017).
Dieses Buch, dessen Material ursprünglich für einen Artikel zusammengestellt wurde, den Jonathan für die Zeitschrift *Sedona Journal of Emergence* geschrieben hat, deckt das ganze Spektrum der wissenschaftlichen und spirituellen Informationen über Klänge ab. Es enthält Kapitel über Obertöne, Atmung, Vokalisierung und Visualisierung, Mantras, Gesänge des heiligen Namen Gottes, Farbe und Licht, Quarzkristalle und vieles mehr.

Bücher über Klang und Musik anderer Autoren

Kymatik: Wellenphänomene und Schwingungen von Hans Jenny (AT Verlag, 2009).
Ein außergewöhnliches Buch mit atemberaubenden Fotografien des Schweizer Arztes Hans Jenny, die demonstrieren, dass Klänge Formen schaffen können. Dies ist der Beweis der Macht von Klängen, physikalische Materie zu beeinflussen.

Das Ohr und das Leben von Alfred Tomatis (Walter Verlag, 1999).
In diesem Buch stellt Dr. Tomatis seine Konzepte im Hinblick auf das Singen vor und welche Funktion das Ohr in Bezug auf das Gehirn und den Körper hat. Darüber hinaus gibt er praktische Ratschläge zum Singen, zur Haltung und zu Themen, die hauptsächlich Musiker betreffen.

The Effects of Sound on People von James P. Cowan (Wiley, 2016).
Dies ist ein hochaktueller wissenschaftlicher Überblick darüber, wie wir hören und wie Klänge uns auf körperlicher und emotionaler Ebene beeinflussen. Ein großer Teil ist den ne-

gativen Aspekten von Klängen gewidmet – insbesondere der Lärmbelastung. Doch es findet sich in dem Buch auch ein Kapitel über die positiven Wirkungen von Klängen.

Healing Forces of Music von Randall McClellan (iUniverse, 2000).
Obwohl dieses Buch schon vor einigen Jahren veröffentlicht wurde, sind die darin enthüllten Informationen noch immer gültig und relevant. McClellans Buch enthält wertvolles und wichtiges Material über die Geschichte, Theorie und Praxis verschiedener Systeme, die Klänge und Musik für die Heilung und Transformation nutzen.

The Healing Power of the Human Voice von James D'Angelo (Healing Arts Press, 2005).
James D'Angelo untersucht die heilenden Eigenschaften des menschlichen Gesangs, von Vokalen und Konsonanten bis zu den natürlichen Geräuschen von Lachen und Seufzen, die Macht des Singens sowie die klassischen Gesänge und Mantras der verschiedensten Kulturen weltweit. Er beschreibt, dass wir unterschiedliche vokale Klänge erzeugen können, um unsere körperliche und geistige Gesundheit zu verbessern.

The Healing Power of Sound von Mitchell L. Gaynor (Shambhala, 2002).
Dr. Gaynor präsentiert seine auf Klängen basierenden Techniken, die jeder nutzen kann, ob man mit einer lebensbedrohlichen Krankheit konfrontiert ist oder einfach den Alltagsstress lindern möchte. Der Text enthält zwölf Übungen, einschließlich Atem-, Meditations- und Intonierungsübungen für die Verbesserung der Gesundheit und Lebensqualität, die von jedermann genutzt werden können.

Klangheilung mit Stimmgabeln von John Beaulieu (AT Verlag, 2012).
Dieses bahnbrechende Werk kombiniert Wissenschaft, Klänge und Spiritualität, um den Leser anzuleiten, wie er den Körper mit Stimmgabeln einstimmen kann. Wenn wir uns einstimmen, passen wir unser Nervensystem an, erlangen im Leben eine bessere Ausgeglichenheit, Harmonie und Wohlbefinden. Es handelt sich um eines der besten Bücher zum Thema Klangheilung.

The Mozart Effect von Don Campbell (Avon, 1997).
Eines der besten populärwissenschaftlichen Bücher über Musik als Medizin für Körper, Geist und Seele. Campbell beschreibt, dass die moderne Wissenschaft begonnen hat, diese uralten Weisheiten zu bestätigen und Beweise dafür zu liefern, dass das Hören bestimmter Arten von Musik unsere Lebensqualität in fast allen Aspekten verbessern kann.

Heilen mit Musik und Klang von John Beaulieu (AT Verlag, 2010).
Dieses schmale, sehr gut lesbare Buch enthält viele wertvolle Informationen über den therapeutischen und transformierenden Nutzen von Klängen und Musik. Der Autor stellt Mantras, Stimmgabeln, Stimmenergetik und vieles mehr vor. Beaulieu ist ein großartiger Lehrmeister und guter Freund, und wir empfehlen sein Buch wärmstens.

Musik und kosmische Harmonie: aus mystischer Sicht von Hazrat Inayat Khan (Verlag Heilbronn, 2013).
Dies ist eines der bedeutendsten Bücher zum Thema Klänge. Es wurde bereits Anfang der 1990er-Jahre verfasst, doch die darin enthaltenen Informationen sind heute noch ebenso

gültig wie bei seiner Erstveröffentlichung. Zu den darin behandelten Themen zählen die Wirkung der Klänge auf den Körper, die Stimme, die heilende Kraft der Musik, Schwingungen, die Macht des Wortes und vieles mehr.

Physics and Music von Harvey und Donald White (Dover, 2014).
Dies ist ein Lehrbuch für Studenten, die mehr darüber erfahren wollen, wie musikalische Klänge erzeugt und wahrgenommen werden. Es umfasst eine Vielzahl von Themen rund um die Akustik, die Grundprinzipien der Klänge, die verschiedenen Möglichkeiten, Klänge zu erzeugen, Tonleitern, Obertöne, die Charakteristika verschiedener Instrumente und vieles mehr.

The Power of Music von Elena Mannes (Walker, 2013).
Dieser Text untersucht die Macht der Musik und ihre Wirkung auf den Körper, das Gehirn und die Natur. Die Autorin folgt visionären Lehrmeistern und versierten Musikern zu den Schnittstellen von Wissenschaft und Kultur, um zu ergründen, wie sehr unsere Musikalität angelernt beziehungsweise angeboren ist.

The Power of Sound von Joshua Leeds (healing Arts Press, 2010).
Joshua Leeds konzentriert sich in seinem Buch mehr auf die Bedeutung gesunder Hörfunktionen – also das Gehör – und darauf, wie Klänge beim Lernen, bei der Kommunikation und sozialen Interaktionen helfen können. Besonders gründlich wird das Thema der Psychoakustik behandelt, das heißt wie Klänge unser Nervensystem beeinflussen.

The Roar of Silence von Don Campbell (Quest, 1989).
Dies ist ein ausgezeichnetes Buch über die Tonerzeugung und

die therapeutische Kraft der Klänge, die jeder von uns besitzt. Atmung, Klänge und Musik werden mithilfe von Meditationen und Übungen erkundet. Campbell führt uns in die Welt der Intonierung und des Singens ein und weckt das Bewusstsein für Schwingungen, indem er die den Klängen zugrunde liegende Energie ergründet.

The Secret Language of the Heart von Barry Goldstein (Hierophant, 2016).
Barry ist ein mit Preisen ausgezeichneter Komponist und Produzent, der beschreibt, dass jeder von uns – ob musikalisch veranlagt oder nicht – die Macht der Musik nutzen kann, um Kreativblockaden aufzulösen, negative Denkweisen und Einstellungen umzukehren, bestimmte Krankheiten und Leiden zu lindern und die Gesundheit allgemein zu verbessern.

Self-Healing von Ranjie Singh (Health Psychology, 1997).
Singh zeigt in seinem Buch, dass die Stimulation der Zirbeldrüse mithilfe von selbst erzeugten Klängen die Produktion von Melatonin anregt, und er beschreibt Übungen zur Verstärkung der Melatoninausschüttung. Melatonin ist ein Hormon, das den Schlaf verbessert, Langlebigkeit fördert, das Immunsystem stärkt und möglicherweise zur Behandlung von Krebs eingesetzt werden kann.

Sound Healing for Beginners von Joshua Goldman und Alec W. Sims (Llewellyn, 2015).
Trotz seines Titels ist dieses Buch ein ausgezeichneter Leitfaden sowohl für Anfänger als auch für Fortgeschrittene auf dem Gebiet der Klangheilung. Es deckt viele Themen ab, von der wissenschaftlichen und magischen Heilkraft bis zu den fünf Klangelementen. Wir empfehlen es wärmstens.

Sound Medicine von Wayne Perry (Musikarma, 2005).
Dieses Buch ist ein ausgezeichneter Ratgeber für die Heilung durch die menschliche Stimme. Der Autor untersucht die natürlichen Obertöne der Stimme, um die natürlichen therapeutischen Eigenschaften der Obertöne darzustellen. Er beschreibt viele unterschiedliche Techniken und Übungen zur Nutzung der Stimme für die Heilung.

The Tao of Sound von Fabien Maman (Tama-Do, 2008).
Dieses Buch gibt einen Überblick über die 35 Jahre, die Maman seinem bahnbrechenden Werk gewidmet hat. Er verknüpft den menschlichen Körper, die Organe, Chakren und die schwachen Energiefelder mit den fünf Elementen der Natur, den acht Zonen des Bagua, der Kabbala, den Sternen und mehr. Das Buch enthält außergewöhnliche Fotos, die die Wirkung akustischer Klänge auf die menschlichen Zellen dokumentieren.

Der Musik-Instinkt von Daniel Levitin (Springer Spektrum, 2009).
Levitin, Musiker und Neurowissenschaftler, hat ein hochinteressantes Buch geschrieben, in dem er den Zusammenhang zwischen der Musik und dem Gehirn untersucht. Er beobachtet, was geschieht, wenn wir Musik hören, und weshalb wir sie so sehr genießen.

Tone von Siegmund Levarie und Ernst Levy (Kent State, 1968).
Dieses Buch enthält eine Untersuchung der musikalischen Akustik. Es ist nicht neu, aber die Informationen über die Akustik sind nach wie vor relevant und gültig. Die meisten Bücher über dieses Thema sind komplex, aber dieses ist relativ leicht verständlich und enthält interessante Informationen über Klänge.

Toning: The Healing Power of the Voice von Laurel Elizabeth Keyes und Don Campbell (DeVorss, 2008).
Dieses leicht lesbare Buch ist das Werk, das viele Menschen auf den außergewöhnlichen Weg geführt hat, selbst erzeugte Klänge für die Heilung und Transformation zu nutzen. Es gilt zu Recht als Klassiker auf dem Gebiet der Klangheilung. Don Campbell hat seinen sehr fundierten Kommentar beigesteuert.

Words of Power von Brian und Esther Crowley (Llewelyn, 1990).
Dieses sehr nützliche Handbuch über Klänge konzentriert sich auf Mantras aus allen Kulturen der Welt, die genutzt werden können, um die Heilung zu fördern und einen höheren Bewusstseinszustand zu erlangen. Es ist unter den vielen zu diesem Thema erhältlichen Werken eines unserer Lieblingsbücher.

Bücher über Glaube, Quantenphysik und das Gebet

Biology of Belief von Bruce Lipton (Hay House, 2016).
Dieses bahnbrechende Buch von Dr. Lipton auf dem Gebiet der neuen Biologie wird Ihre Einstellung gegenüber dem Denken für immer verändern. Lipton stellt verblüffende neue Forschungsergebnisse über die Interaktion zwischen Ihrem Geist und Körper vor und über Prozesse, durch welche die Zellen ihre Informationen erhalten.

Intention: Mit Gedankenkraft die Welt verändern von Lynne McTaggart (VAK Verlag, 2013).
Lynne McTaggart untersucht in ihrem Buch die Wissenschaft der Intention, indem sie die neuesten Forschungs- und Laborergebnisse zu diesem Thema vorstellt. Das Buch enthält darüber hinaus großartige Informationen über un-

sere Beziehung zum Quantenenergiefeld, das jeden von uns umgibt und miteinander verbindet.

Der Jesaja Effekt von Gregg Braden (Koha Verlag, 2009).
Gregg Braden ist ein guter Freund und ein hervorragender Schriftsteller, Forscher und Vermittler uralter Weisheiten. In diesem Buch entschlüsselt er die verlorene Weisheit des Gebets und der Prophezeiungen, indem er die Technik einer verloren gegangenen Gebetsform untersucht und eine verblüffende neue Interpretation der Hauptprophezeiung aus den Schriftrollen vom Toten Meer präsentiert.

The Complete Reader von Neville Goddard (Audio Enlightenment, 2013).
Neville, ein spiritueller Lehrmeister, der Anfang des 20. Jahrhunderts geboren wurde, hat eine Reihe von schmalen Büchern über verschiedene Aspekte der Spiritualität geschrieben, die viele unserer bekanntesten Lehrmeister des neuen Denkens beeinflusst haben. Dieses Buch ist eine Gesamtausgabe aller seiner zehn spirituellen Klassiker.

Mit Absicht – den eigenen Lebensplan erkennen und verwirklichen von Wayne W. Dyer (Goldmann, 2005).
In diesem Buch ergründet der Autor die Intention als Macht des Universums, die den Akt der Schöpfung ermöglicht. Dr. Dyer untersucht die Intention auf zahlreichen Ebenen und stellt spezielle Möglichkeiten vor, dieses Prinzip im Alltagsleben anzuwenden.

Auf der Spur des wilden Pendels von Itzhak Bentov (Rowohlt, 1985).
Hier handelt es sich um ein außergewöhnliches Buch eines bahnbrechenden Wissenschaftlers. Es stellt die neuen Perspek-

tiven der grenzenlosen Möglichkeiten des menschlichen Bewusstseins dar und zeigt uns, dass wir Teil eines ausgedehnten, bewussten und ganzheitlichen Universums sind. Das Buch ist klar und konzis geschrieben, und es konzentriert sich auf viele wichtige Aspekte von Schwingungen und mehr.

Du bist das Placebo von Joe Dispenza (Koha Verlag, 2014).
Dr. Dispenza berichtet anhand zahlreicher dokumentierter Fälle von wissenschaftlichen Beweisen der Macht des Placeboeffekts und dessen Rolle bei der Heilung von Krebs, Herzerkrankungen, Depressionen, schwerer Arthritis und Parkinson. Das Buch endet mit einer Meditation zur Veränderung der Einstellungen und Wahrnehmungen.

Bücher über die Atmung und Yoga

The Breath of Life: Integral Yoga Pranayama von Swami Satchidananda (Integral Yoga, 2015).
Swami Satchidananda, einer unserer geliebten Hindu-Lehrmeister, hat eine Schritt-für-Schritt-Anleitung für den Pranayama, die yogischen Atemübungen, entwickelt. Sie bietet detaillierte Anweisungen, wie diese höchst wirksamen Heilpraktiken für die körperliche und geistige Reinigung und Zentrierung in den Alltag integriert werden können. Das Buch richtet sich sowohl an Anfänger als auch an Fortgeschrittene.

Richtig atmen: Sich entspannen und die Mitte finden von Gay Hendricks (Lange Media, 2010).
Dieses Hörbuch basiert auf vielen Jahren der Forschung und Praxis und stellt ein einfaches und dennoch umfassendes Programm vor, das im Alltag genutzt werden kann, um die Energie, geistige Klarheit und Gesundheit zu verbessern. Als

wichtige Lebenskraft beeinflusst der Atem, wie wir uns auf jeder Ebene fühlen – emotional, mental und körperlich.

Kundalini-Praxis von Swami Sivananda Radha (Bauer Hermann Verlag, 1992).
Dieses Buch konzentriert sich neben den *bija*-Mantras auf die Chakren der klassischen Hindu-Tradition und auf die Frage, wie sie genutzt werden können, um die Kräfte der Evolution zu unterstützen.

The Practice of Nada Yoga von Baird Hersey (Inner Traditions, 2013).
Dieses Buch hat das Nada-Yoga zum Thema, das Yoga der Klänge und vor allem des Hörens. Nada Yoga hat seinen Ursprung im Rig Veda, einer der ältesten religiösen Schriften der Welt. Es bietet viele wertvolle Informationen und Übungen, die dem Leser lernen helfen, wie er sowohl mit den Ohren, dem Herzen und dem Geist genauer hinhören kann.

Pranayama: The Breath of Yoga von Gregor Maehle (Kaivalya, 2012).
Dies ist eines der umfassendsten Bücher über den Pranayama, die Yoga-Wissenschaft der Atmung. Es spricht sowohl die spirituellen östlichen Aspekte dieses Themas an als auch den westlichen wissenschaftlichen Fokus, einschließlich der Wirkung des Pranayama auf das Nervensystem. Das Buch stellt viele verschiedene Techniken des Pranayama für die Heilung und spirituelle Transformation vor.

The Yoga of Breath von Richard Rosen (Shambhala, 2002).
Dieses Buch leitet den Leser an, die Grundlagen des Pranayama zu erlernen und es in vorhandene Yogaübungen zu in-

tegrieren. Es bietet Schritt-für-Schritt-Anweisungen für ein gesteigertes Atem- und Körperbewusstsein. Darüber hinaus stellt Rosen die Geschichte und Philosophie des Pranayama dar und gibt praktische Ratschläge, wie die im Buch präsentierten verschiedenen Techniken anzuwenden sind.

Bücher über die alternative Vibrations-Heilung

The Body Electric von Robert O. Becker und Gary Selden (William Morrow, 1998).
Dieser faszinierende Text präsentiert die Geschichte unserer bioelektrischen Natur. Er liefert Informationen über die Nutzung der Elektrizität auf dem Gebiet der Regeneration und des Heilungsprozesses und ergründet neue Wege für ein Verständnis der Evolution, Akupunktur, psychischer Phänomene und der körperlichen Verjüngung.

Energieheilung von Ann Marie Chiasson (Heyne Verlag, 2015).
Dr. Chiasson hat bei Lehrmeistern verschiedener Traditionen diverse alternative Techniken der Energieheilung studiert, einschließlich der vedischen, chinesischen und schamanischen. Das Buch beginnt mit theoretischen Informationen, die uns erkennen lassen, weshalb die Energiemedizin wirksam ist. Dann werden zahlreiche Praktiken beschrieben, die der Leser nutzen kann, um sich selbst energetisch zu heilen.

Energiemedizin für Frauen von Donna Eden (VAK Verlag, 2017).
Dieses Buch enthält Informationen über die Chakren, das Meridiansystem der Akupunktur und vieles mehr. Sie finden darin Material darüber, wie diese verschiedenen Systeme mit Gesundheit, Krankheit und Schmerzen zusammenhängen. Das Buch gilt als Klassiker auf dem Gebiet der Energie-

medizin und ist für Menschen, die sich für alternative Heilmethoden interessieren, empfehlenswert.

Licht-Arbeit: Heilen mit Energiefeldern von Barbara Ann Brennan (Goldmann, 1998).
Dieses Buch galt viele Jahrzehnte lang als erste Informationsquelle für die Heilung mithilfe von Energiemedizin und Bioenergetik. Es enthält Material, das sich auf die Chakren und den Astralkörper konzentriert und auf die Frage, wie diese mit der Gesundheit und dem Wohlbefinden eines Menschen zusammenhängen. Barbara Ann beschreibt Techniken für eine Vielzahl von Themen, einschließlich des Aura-Sehens, des Erkennens des menschlichen Energiefeldes und erweiterter Fähigkeiten der spirituellen Heilung.

Vollkommene Gesundheit von Deepak Chopra (Psi Online, 2015).
Dr. Chopra ist einer der einflussreichsten Ärzte, der die ayurvedische Medizin und die alternativen Heilmethoden in der westlichen Welt bekannt gemacht hat. Das Hörbuch ist ein praktischer Leitfaden für die Nutzung der Heilkraft des Geistes, einschließlich eines auf die persönlichen Bedürfnisse zugeschnittenen Schritt-für-Schritt-Programms der Körper-Geist-Medizin.

Vibrational Medicine von Richard Gerber (Bantam, 1992).
Dr. Gerber ergründet die Vorzüge unterschiedlicher Therapien, die Schwingungsheilung nutzen, einschließlich der Homöopathie, Akupunktur, der Farben- und Lichtheilung und anderer. Es handelt sich um eines der ersten Bücher zu diesem Thema, es wurde jüngst überarbeitet und enthält jetzt auch Material über Klänge.

Musik

Wir haben nur einige wenige Aufnahmen gefunden, in denen das Summen zusammen mit gedehnten Vokaltönen genutzt wird. Auf diese Liste haben wir auch einige Aufnahmen gesetzt, die für den Leser aufgrund der therapeutischen und transformierenden Eigenschaften der Musik von besonderem Interesse sein könnten.

Musik von Jonathan Goldman

Ascension Harmonics (2009).
Dieses Album, Gewinner des COVR Visionary Awards 2009, soll den Zuhörer durch die Herbeiführung anderer Bewusstseinszustände und erhöhter Bewusstheit erwecken. Diese undulierenden Schallwellen von Obertongesängen, tibetischen Klangschalen und Glockenschlägen erleichtern die Schwingungsaktivierung und Frequenzverschiebungen. Diese Aufnahme eignet sich hervorragend für die Erlangung eines tiefen Meditationszustands, für schamanische Reisen und den Aufstiegsprozess.

Chakra Chants (1999).
Diese Aufnahme gewann im Jahr 2000 den COVR Visionary Award als bestes Album für Heilung und Meditation und wurde als Album des Jahres ausgezeichnet. Es kombiniert die heiligen Vokale, pythagoräische Stimmgabeln, den Tonstrom des Shabd Yoga, Chorgesänge von Männern und Frauen und vieles mehr; es ist für tiefe Meditation und Heilung geeignet.

Cosmic Hum (2012).
Diese Aufnahme enthält die Klänge Tausender Menschen, die gemeinsam summen, um den ursprünglichen Klang der

Manifestation nachzuahmen, mit einem wellenförmigen Klangfluss, der zu veränderten Bewusstheitszuständen und tiefer Entspannung führt. Sie enthält kymatische Frequenzen zur Förderung der Gesundheit, binaurale Gehirnwellenfrequenzen zur Verstärkung des menschlichen Energiefelds und Klänge tibetischer Klangschalen.

The Divine Name (2005).
In Zusammenarbeit mit dem Wissenschaftler Gregg Braden gab Jonathan diese außergewöhnliche CD heraus, die Ihnen das Erleben der heiligen Kraft des Namen Gottes ermöglicht. Der göttliche Name, nach mehr als 2300 Jahren von Jonathan wiederentdeckt, findet sich im Erbgut jedes Lebewesens auf Erden. Es handelt sich um einen Klang, der mit der menschlichen Stimme erzeugt werden kann. Er kann heilen und transformieren.

Ultimate Om (2004).
Dieses Album enthält die Klänge des „rollenden Om", eines anhaltenden Tons, der von mehreren, das *Om*-Mantra singenden Menschen erzeugt wird. Vielen, die es hören, erscheint es wie ein sich langsam entwickelndes Summen, das hin und wieder von Flötentönen begleitet wird. Der Klang ermöglicht ein sanftes, aber tief greifendes spirituelles Hörerlebnis.

Musik anderer Komponisten

Ascension Codes von Tom Kenyon (2011).
Diese Aufnahme enthält akustische Codes, die den Zuhörer auf höhere Daseinsstufen führen. Kenyon hat eine schöne Stimme, mit der er eine wunderbare vokale Harmonie erzeugt und Frieden und Gelassenheit vermittelt. Seine Absicht

ist, das Bewusstsein des Zuhörenden zu erweitern und Heilenergien aus anderen Dimensionen herzuleiten.

Current Circulation von David Hykes und dem Harmonic Choir (1992).
Die Sänger erschaffen in dieser Aufnahme neue Melodien und Akkorde, indem sie gleichzeitig die Ober- und die Grundtöne verändern, manchmal in entgegengesetzte Richtung, beziehungsweise indem sie die Obertöne beibehalten und die Grundtöne verändern. Diese Choraufnahmen wirken sehr beruhigend und entspannend – sie eignen sich hervorragend für die Meditation.

Healing Bees: Creation von Valerie Solheim (2014).
Auf dieser Aufnahme ist das Summen eines gesunden Bienenstocks zu hören. Dr. Solheim ist der Meinung, dass wir, wenn wir die Geräusche eines gesunden Bienenstocks hören, den Geräuschen eines Superorganismus lauschen – eines lebenden vereinigten Feldes. Sie glaubt, dass diese Geräusche die Gesundheit verbessern und das spirituelle Bewusstsein erweitern können.

Hearing Solar Winds von David Hykes und dem Harmonic Choir (1982).
Diese Musik ist sehr schön und transformierend. Wunderbare Chorstimmen singen vokale Obertöne. Hykes und sein Chor erzeugen Akkorde, die auf den Obertönen der Töne der jeweils anderen Sänger basieren, und sie erschaffen pythagoräisch abgestimmte Akkorde. Das Ergebnis ist ein wolkenartiger Klang, der sehr hypnotisch ist. Es handelt sich um eine fantastische Aufnahme, die entspannt und die Meditation verstärkt.

Hu Chanting von Michal Hadam (2014).
Hu (ausgesprochen wie das englische Wort „you") gilt in vielen Traditionen als der Klang des Göttlichen. In dieser Aufnahme erzeugt Hadam ein einstündiges Hu, das mehrspurig ist, sodass es wie eine fortdauernde Woge eines ausgedehnten beruhigenden und meditativen Klangs wirkt. Das *Hu* klingt ganz ähnlich wie das *Om* oder das Summen.

Lightship von Tom Kenyon (2014).
Es handelt sich um ein wirksames psychoakustisches Instrument zur Ergründung der inneren Bewusstseinszustände und anderer Bereiche des Bewusstseins. Die vokalen Muster erzeugen wirksam pulsierende akustische Schwingungen. Der Zweck dieser Aufnahme besteht darin, den Zuhörer in direkten Kontakt mit den bemerkenswerten inneren Welten zu bringen.

Spirit Come von Christian Bollmann (1991).
Obertongesänge, solo oder im Chor des Obertonchors Düsseldorf mit Instrumenten wie dem Monochord, tibetanischen Klangschalen und Trompetenschnecken ermöglichen Ihnen eine wunderbare Reise zu den heiligen Klängen. Diese Aufnahme eignet sich hervorragend für die Tiefenentspannung und Meditation. Diese opulenten Choralgesänge enthalten jenen Aspekt des heiligen Klangs, der tatsächlich transformieren kann.

Take Me As I Am von Christian Bollmann (2011).
Seit mehr als 25 Jahren präsentieren Christian Bollmann und der Obertonchor Düsseldorf verschiedene Aufnahmen von Oberton- und Choralgesängen. Auf dieser Aufnahme sind einige ihrer besten Stücke versammelt. Die dynami-

schen Improvisationen geben eine opulente, heilige Musik aus aller Welt, einschließlich Indien, Griechenland und Hawaii, wieder.

Tibetan Master Chants von Lama Tashi (2006).
Wir haben die tiefen tibetanischen Gesänge in Kapitel 5 erwähnt, und deshalb halten wir es für angebracht, dieses Album von einem der großen Meister dieses Musikstils hier zu nennen. Diese Aufnahme, 2006 für den Grammy in der Kategorie Weltmusik nominiert, enthält heilige traditionelle tibetische Gesänge in dem außergewöhnlichen Gesangsregister der tiefen Stimme.

Tibetan Tantric Choir der Gyuto Mönche (1987).
Dieses tantrische College ist wahrscheinlich vor allem wegen der Meister des tibetischen tiefstimmigen Gesangs bekannt. Die Aufnahme besteht aus zwei fast halbstündigen Teilen – zur Verehrung zweier tibetanischer Gottheiten. Von den Gyuto Mönchen sind zahlreiche weitere Aufnahmen erhältlich, aber wir sind der Meinung, dass diese frühe Aufnahme die Beste ist, was die Akustik und die Schwingungen anbelangt.

Über die Autoren

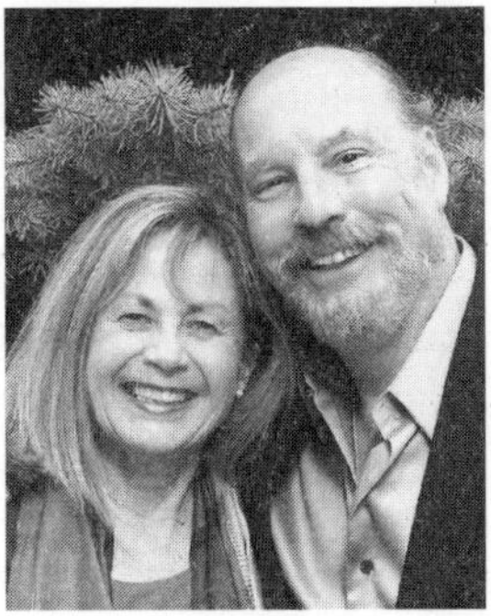

Jonathan Goldman, M.A., ist ein international anerkannter Schriftsteller, Musiker und Lehrer. Er ist Experte im Bereich der Klangheilung und Pionier auf dem Gebiet der Harmonik. Jonathan Goldman hat mehrere Bücher veröffentlicht, darunter *The Divine Name (Der heilige Name Gottes)*, das im Jahr 2000 in der Kategorie Bestes Alternatives Buch mit dem Coalition of Visionary Resources (COVR) Award ausgezeichnet wurde. Außerdem ist Jonathan der Autor von *Die 7 Geheimnisse der Klangheilung, Klangheilung* und *Frequenzen des Aufstiegs*. Er wurde für den Grammy nominiert, und zu seinen mit Preisen ausgezeichneten Aufnahmen zählen *Chakra Chants, The Divine Name, Merkaba of Sound* sowie *Reiki Chants*. Er ist der Gründer und Leiter der Sound Healers Association und Geschäftsführer von Spirit Music. Im Jahr 2011 wurde Jonathan von der Zeitschrift Watkins' *Mind Body Spirit* zu einem der 100 spirituell einflussreichsten Menschen der Welt gewählt. Darüber hinaus wurde er im selben Jahr in die Hall of Fame der American Massage Therapy Association aufgenommen.

Andi Goldman, M.A., ist approbierte Psychotherapeutin und hat sich auf die ganzheitliche Beratung und auf Klangtherapie spezialisiert. Außerdem ist sie die Leiterin der Healing Sounds Seminare und Kodirektorin der Sound Healers Association. Sie ist Musikerin, Lehrerin, Klangheilerin und preisgekrönte Autorin sowie die Ehefrau und Partnerin von Jonathan Goldman.

Jonathan und Andi verfassten zusammen das Buch *Chakra Frequencies*, das 2005 in der Kategorie Bestes Alternatives Buch den Coalition of Visionary Resources Award gewann. Jonathan und Andi haben sich gemeinsam entschieden, anderen Menschen zu dienen, indem sie ihnen helfen, sich der Wirkung von Klängen zur Heilung und Transformation bewusst zu werden und diese einzusetzen. Sie leben in Boulder, Colorado.

Für weitere Informationen besuchen Sie ihre Website:
www.healingsounds.com

Anmerkungen

1) John Beaulieu, Minsum Kim, Elliott Salamon und George B. Stafeno, „Sound Therapy Induced Relaxation: Down Regulating Stress Processes and Pathologies“, Medical Science Monitor, Nr. 5 (2003): RA116–21.
2) Eddie Weitzberg und Jon O. N. Lundberg, „Humming Greatly Increases Nasal Nitric Oxide“, American Journal of Respiratory and Critical Care Medicine 166, Nr. 2 (2002): 144–45; und Dr. John O. Lundberg, Dr. Mauro Maniscalo, Dr. Matteo Sofia, Dr. Lars Lundblad und Dr. Eddie Weitzberg, „Humming, Nitric Oxide, and Parnasal Sinus Obstruction“, JAMA 289, Nr. 3 (2003): 302–3.
3) T. Pramanik, B. Prudasaini und R. Prajapati, Nepal Medical College Journal 12, Nr. 3 (September 2010), 154–57.
4) B. G. Kalyani, G. Venkatasubramanian, R. Arasappa, N. P. Rao, S. V. Kalmady, R. V. Behere, H. Rao et al., International Journal of Yoga 4, Nr. 1 (2011): 3–6.
5) Eddie Weitzberg und Jon O. N. Lundberg, „Humming Greatly Increases Nasal Nitric Oxide“, American Journal of Respiratory and Critical Care Medicine 166, Nr. 2 (2002), 144–45.
6) John Beaulieu, „Otto 128 Tuning Fork and Nitric Oxide Response“, Cell Dynamics Lab, unveröffentlichter Rohdatensatz.
7) Don G. Campbell, „Chanting, Listening and the Electronic Ear: The Pioneering Work of Dr. Alfred Tomatis“, Sound Healer's Association Website, verfügbar unter http://www.soundhealersassociation.org/don-campbell-chanting-listening-and-the-electronic-ear (zugegriffen am 27. Februar 2017).

8) Ramona Moody French, „The Complete Guide to Lymph Drainage Massage“, 2. Ausgabe (Clifton Park, New York: Milady, 2011).
9) Siehe zum Beispiel folgenden Artikel über eine Studie, bei der Dr. Singhs meditative Intonierung zum Einsatz kam: N. Absolon, T. Truant, L. Balneaves et al., „‘I can’t sleep‘: Gathering the evidence for an innovative intervention for insomnia in cancer patients“, Canadian Oncology Nursing Journal 24, Nr. 3 (2014), 154–59.
10) L. J. Seltzer, T. E. Ziegler und S. D. Pollak, „Social Vocalizations Can Release Oxytocin in Humans“, Proceedings of the Royal Society B: Biological Sciences 277, Nr. 1694 (2010), 2661–66.
11) Seltzer, Ziegler und Pollak, „Social Vocalizations Can Release Oxytocin in Humans“.
12) Wenn Sie sich das Video ansehen wollen, klicken Sie auf https://www.youtube.com/watch?v=1wo_kazbb_U.
13) M. W. Browne, „Sound Is Shaped into a Dazzling Tool with Many Uses“, New York Times, 9. Februar 1988.
14) Wenn Sie sich diese und andere Fotografien von Dr. Emoto ansehen wollen, klicken Sie bitte auf https://www.healingsounds.com/messages-from-water-the-work-of-masuru-emoto.
15) Für weitere Informationen zu diesem Thema siehe: Dr. Rollin McCraty, „The Energetic Heart: Bioelectromagnetic Communication within and between People“, in Clinical Applications of Bioelectromagnetic Medicine, Hrsg. P. J. Rosch und M. S. Markov, 541–562 (New York: Marcel Dekker, 2004).
16) Y. Ma und R. McCraty, „Heart Rate Variability in Mind-Body Interventions“, Complementary Therapies in Medicine 29 (2016): A1–A2.

17) Dr. Rollin McCraty, „The Energetic Heart: Bioelectromagnetic Communication within and between People“, in Clinical Applications of Bioelectromagnetic Medicine, Hrsg. P. J. Rosch und M. S. Markov, 541–562 (New York: Marcel Dekker, 2004).
18) Siehe Shakti Gawain, Creative Visualization: Use the Power of Your Imagination to Create What You Want in Your Life, Ausgabe zum 25-jährigen Jubiläum (Novato, Kalifornien: New World Library, 2002).
19) M. Brouziyne und C. Molinaro, „Mental Imagery Combined with Physical Practice of Approach Shots for Golf Beginners“, Perceptual and Motor Skills 101, Nr. 1 (2005) 203–11; A. R. Isaac, „Mental Practice – Does it Work in the Field?“ The Sport Psychologist 6 (1992), 192-98; und K. A. Martin und C. R. Hall, „Using Mental Imagery to Enhance Intrinsic Motivation“, Journal of Sport and Exercise Psychology 17, Nr. 1 (1995), 54–69.
20) K. W. Brodlie, L. A. Carpenter, R. A. Earnshaw, J. R. Gallop, R. J. Hubbold, A. M. Mumford, C. D. Osland und P. Quarendon, Hrsg. (Springer Verlag, 1992).
21) Sri Swami Satchidananda (Übers.), The Yoga Sutras of Patanjali (Yogaville, Virginia, Integral Yoga Publications, 1990) , 42.
22) Reverend Jaganath Carrera, „Inside the Yoga Sutras: The Mystic OM“, Integral Yoga Magazine (Winter 2009).
23) Diese beinhalten: www.yogicwayoflife.com, www.artofliving.org, www.quora.com, www.theayurveda.org, www.sarvyyoga.com und www.yogawiz.com.
24) Mahendra kumar Taneja, „Nitric Oxide Bhramari Pranayam and Deafness“, Indian Journal of Otology 22, Nr. 1 (2016).

25) K. Pederson, „Bhramari Pranayama (Bienensummen)“, 17. Dezember 2012, http//:www.yogawiz.com/articles/83/yoga-breathing-pranayama/bhramari.html.
26) T. Pramanik, B. Pudasaini und R. Prajapati, Nepal Medical College Journal 12, Nr. 3 (September 2010), 154–57.
27) https://yogainternational.com/article/view/5-ways-to-practice-bhramari (zugegriffen am 15. Februar 2017).
28) www.mindful.org/jon-kabat-zinn-defining-mindfulness (zugegriffen am 9. Februar 2017).
29) Definition auf Merriam-Webster.com, 17. Januar 2017, https://www.merriam-webster.com/dictionary/hypothesis.
30) „Discovery of Quantum Vibrations in ‚Microtubules‘ Corroborates Theory of Consciousness“, Phys.org, 16. Januar 2014, https://phys.org/news/2014-01-discovery-quantum-vibrations-microtubules-corroborates.html.
31) Physics of Life Reviews 11, Nr. 1 (2014), 39–78.
32) Jonathan Goldman, „Sonic Entrainment“, in Music Medicine, Hrsg. Dr. Ralph Spintge und Dr. Ronald Droh, 194–208 (St. Louis, Montana: MMB Music Inc., 1992)
33) Jonathan Goldman, „Sonic Entrainment“, in Music Medicine, Hrsg. Dr. Ralph Spintge und Dr. Ronald Droh, 194–208 (St. Louis, Montana: MMB Music Inc., 1992).
34) Paul King, Antwort auf die Frage „What is neuroplasticity and how does it work?“ auf Quora, Update 21. August 2013, http://www.quora.com/What-is-neuroplasticity-and-how-does-it-work.
35) www.mayoclinic.org/diseases-conditions/alzheimer-disease/expert-answers/music-and-alzheimers/FAQ-20058173
36) Gerhard Leinenga und Jürgen Götz, „Scanning ultrasound removes amyloid-β and restores memory in an Alzheimer’s disease mouse model“, Science Translational Medicine 7, Nr. 278 (2015): 278ra33.

37) Für weitere Informationen über das Potenzial der Klangheilung siehe Jonathans Buch Heilende Klänge, Die Macht der Obertöne, Droemer Knaur (1994).
38) www.yogawiz.com
39) M. K. Taneja, „Bhramari (Shanmukhi Mudra) Pranayama in presbyacusis and dementia“, Indian Journal of Otology 22 (2016), S. 145–47.
40) M. Bensimon, E. Bodner und A. Shrira, „The emotional impact of national music on young and older adults differing in posttraumatic stress disorder symptoms“, Aging & Mental Health (Juni 2016): 1–9 [EPUB vor Druck].
41) Persönliches Schreiben an Jonathan und Andi Goldman, 26. August 2015.

Stichwortregister

Bücher, die den
Horizont erweitern

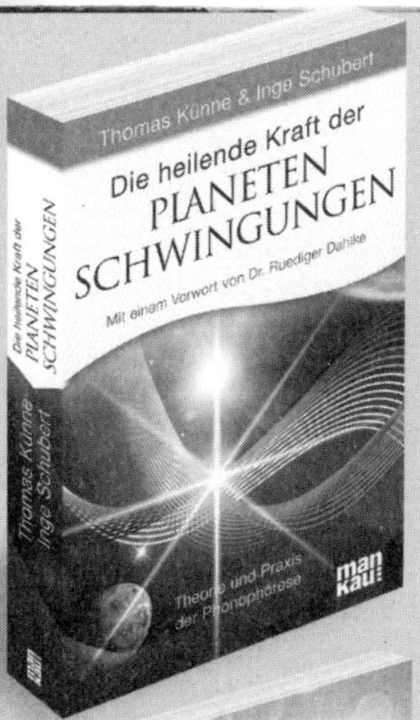

Thomas Künne / Inge Schubert

DIE HEILENDE KRAFT DER PLANETENSCHWINGUNGEN

Theorie und Praxis der Phonophorese.
Mit einem Vorwort von Dr. Ruediger Dahlke

17,95 € (D) / 18,50 € (A)
ISBN 978-3-938396-63-6

„Die Stimmgabel-Therapie arbeitet mit einer vollkommen sanften Energie, die keine Stelle unserer Haut oder unseres Körpers in irgendeiner Weise verletzt oder beeinträchtigt. Die seit Jahrtausenden bewährten Akupunktur-Punkte sind über die Anleitungen (...) problemlos zu finden. Schon mit dem Einsatz einer einzigen Stimmgabel können unsere Selbstheilungskräfte nachhaltig aktiviert werden." prisma Südbayern

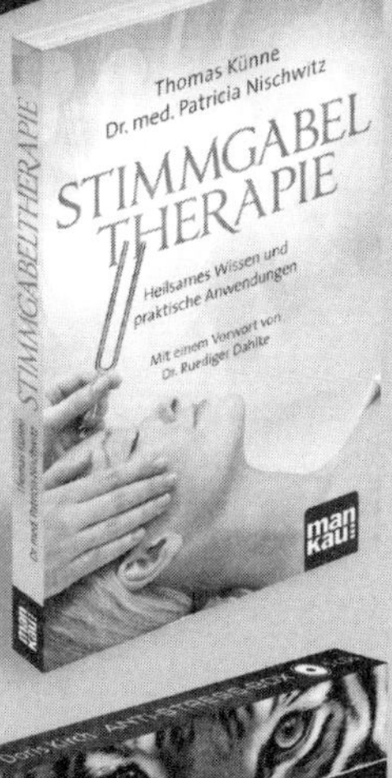

Thomas Künne / Dr. med. Patricia Nischwitz

STIMMGABELTHERAPIE

Heilsames Wissen und praktische Anwendungen.
Mit einem Vorwort von Dr. Ruediger Dahlke

12,90 € (D) / 13,30 € (A)
ISBN 978-3-86374-743-5

„Gemäß dem Prinzip ‚Alles ist Schwingung' stellt dieses Buch einen neuen Ansatz der Schwingungsmedizin fundiert und praktisch vor. (...) Dank einer übersichtlichen Darstellung von Meridianen und Meridianpunkten ist jeder Leser sofort in der Lage, den richtigen Energiepunkt passend zu seinen individuellen Beschwerden zu finden. (...) Das Buch ist äußerst umfangreich und gleichzeitig komprimiert angelegt und dabei übersichtlich gestaltet. (...) Ein ‚Must-have' für jede Hausapotheke!" prisma Franken

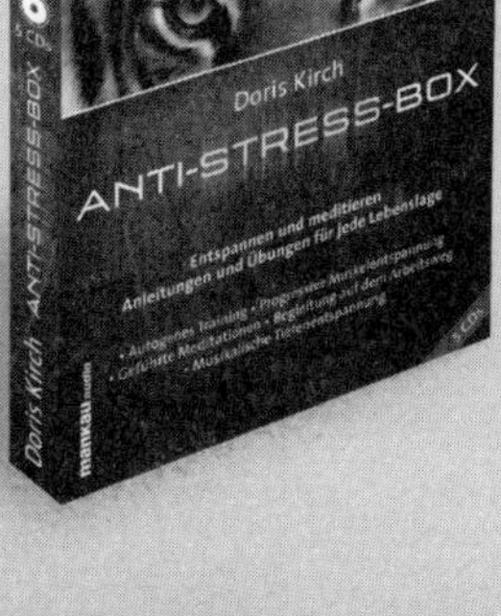

Doris Kirch

ANTI-STRESS-BOX (5 AUDIO-CDS)

Entspannen und meditieren. Anleitungen
und Übungen für jede Lebenslage

UVP 29,95 €
ISBN 978-3-938396-40-7

AUCH ALS DOWNLOAD!

„Gut nachvollziehbare Anleitungen und die angenehme Stimme von Doris Kirch machen dem Stress schnell den Garaus." Hannoversche Allgemeine Zeitung

„Auftanken, entspannen, zur Ruhe kommen, Sand unter den Füßen spüren ... Urlaubsgefühl. Das kann man jeden Tag genießen: mit den Meditationen von Doris Kirch (...) – locker bleiben kann gelernt werden." praxis+recht

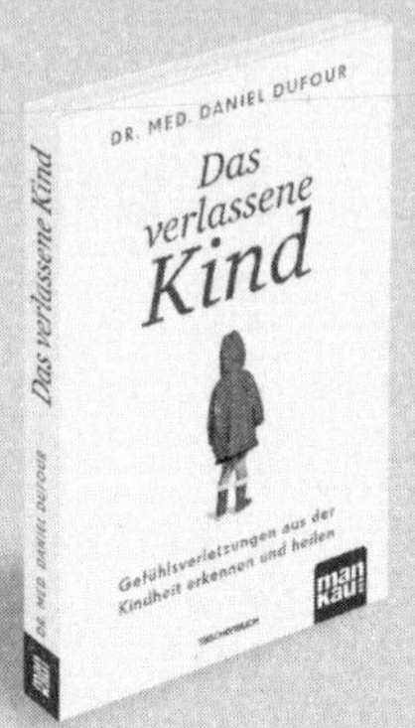

Dr. med. Daniel Dufour

DAS VERLASSENE KIND

Gefühlsverletzungen aus der Kindheit erkennen und heilen

12,90 € (D) / 13,30 € (A)
ISBN 978-3-86374-533-2

„Es ist ein wichtiges Buch für Betroffene und Therapeuten, weil es wie kein zweites den betroffenen Menschen zum allein Verantwortlichen erklärt und nicht den allwissenden Therapeuten und die Diagnose in den Mittelpunkt stellt."
Connection Special

„Viele Leser werden sich in den zahlreichen anschaulichen Fallbeispielen Dufours wiederfinden und ihre eigene Lebensgeschichte mit anderen Augen betrachten." Newsage

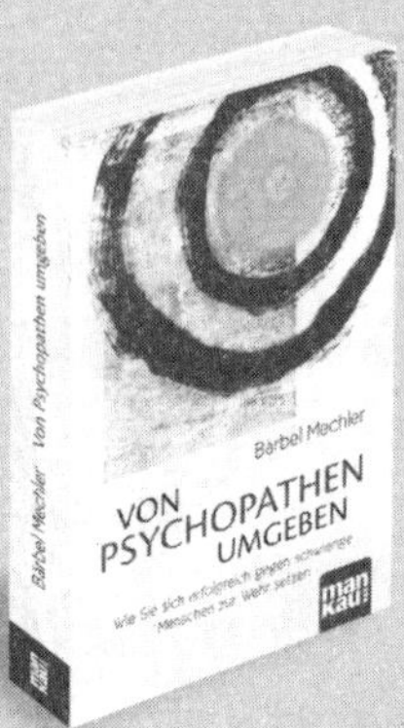

Bärbel Mechler

VON PSYCHOPATHEN UMGEBEN

Wie Sie sich erfolgreich gegen schwierige Menschen zur Wehr setzen

9,95 € (D) / 10,30 € (A)
ISBN 978-3-86374-123-5

„(...) Wenn auch du solche Typen in deinem Leben ertragen musst, (...) dann wird dieses Buch die Antwort auf Deine Probleme sein: Anhand vielfach bewährter, praxistauglicher Beispiele erklärt die Autorin, wie du die typischen Verhaltensmuster, mit denen sich diese ‚Quälgeister' selbst entlarven, erkennst und hinter ihre täuschende Fassade blicken kannst. Von galanten Schmeicheleien bis hin zu handfesten Konfrontationen bekommst du eine reiche Palette gezielter Methoden in die Hand, um dich effektiv aus der Opferrolle zu befreien."
Wege

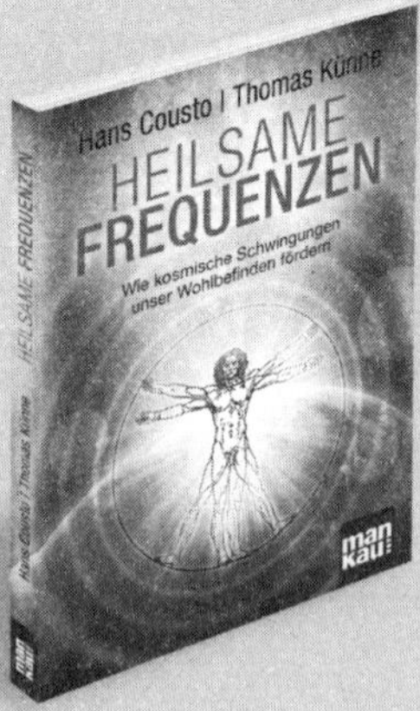

Hans Cousto / Thomas Künne

HEILSAME FREQUENZEN

Wie kosmische Schwingungen unser Wohlbefinden fördern

22,– € (D) / 22,70 € (A)
ISBN 978-3-86374-246-1

„(...) Gemeinsam mit dem Astrologen und Schwingungstherapeuten Thomas Künne ist ein Buch entstanden, welches einerseits – auch für den Laien verständlich – die Planetenfrequenzen wissenschaftlich herleitet und andererseits deren heilsame Wirkung bei der Aktivierung unseres ‚inneren Heilers' und unserer Selbstheilungskräfte beschreibt. Die Autoren beschreiben zu jedem Planeten die Frequenzen und Grundtöne, eine Tabelle gibt ausführlich darüber Auskunft. Im Praxisteil sind den einzelnen Planeten die Tierkreiszeichen zugeordnet mit den Bereichen der Krankheitsdipositonen."
buchlemmi